Jens Keisinger und Nadja Keisinger
Petra Mayr

Heilen mit bioidentischen Hormonen

Jens Keisinger und Nadja Keisinger
Petra Mayr

Heilen mit bioidentischen Hormonen

Wie chronische Erkrankungen und Wechseljahresbeschwerden erfolgreich behandelt werden können

VAK

VAK Verlags GmbH
Kirchzarten bei Freiburg

Hinweise des Verlags
Dieses Buch dient der Information über Möglichkeiten der Gesundheitsvorsorge. Wer sie anwendet, tut dies in eigener Verantwortung. Autoren und Verlag beabsichtigen nicht, Diagnosen zu stellen oder Therapieempfehlungen zu geben. Die hier vorgestellten Vorgehensweisen sind nicht als Ersatz für professionelle Behandlung bei ernsthaften Beschwerden zu verstehen.

Aus Gründen der besseren Lesbarkeit wurde im Text die männliche Form gewählt; alle Angaben beziehen sich selbstverständlich auf Angehörige beider Geschlechter.

Bibliografische Information der Deutschen Nationalbibliothek
Die Deutsche Nationalbibliothek verzeichnet diese Publikation in der Deutschen Nationalbibliografie; detaillierte bibliografische Daten sind im Internet über http://dnb.d-nb.de abrufbar.

VAK Verlags GmbH
Eschbachstraße 5
79199 Kirchzarten
Deutschland
www.vakverlag.de

6. Auflage 2024

Lektorat: Nadine Britsch
Layout: Karl-Heinz Mundinger
Abbildungen: S. 21 © N. Keisinger, nach einer Abb. von Jeremykemp, S. 67 © Thomas Steiner; beide gemeinfrei (Wikipedia), S. 164 © GANZIMMUN Diagnostics AG
Umschlag: Kathrin Steigerwald, Hamburg
Satz & Druck: Friedrich Pustet GmbH & Co. KG, Regensburg
Printed in Germany
ISBN: 978-3-86731-169-4

Inhalt

Geleitwort

Obwohl jene Verbindungen, aus denen sich die Sexualhormone der Säugetiere entwickelten, zu den ganz alten in der Evolution gehören und Mutter Natur sicher nicht bedenkliche Stoffgruppen für ihr oberstes Ziel – nämlich die Erhaltung der Art – ausgewählt hätte, konnte man im letzten Jahrzehnt auch in diesem Bereich jenes Phänomen beobachten, das immer wieder fast an das Mysteriöse grenzt: dass nämlich die Wahrheit nicht durch Fakten, sondern durch Meinungsbildungen geschaffen wird.

Umso begrüßenswerter ist es, wenn sich Kolleginnen und Kollegen, die mit ihrer ärztlichen Arbeit die Hitze des Alltags zu tragen haben und nicht auf die Infrastruktur und die Hilfen einer Klinik zurückgreifen können, zur Feder greifen und sich dabei Gedanken machen über die für die Frauengesundheit wichtigen Gebiete.

„Gender" ist momentan in aller Munde – dass dieser Geschlechtsunterschied zu einem großen Teil auf die hormonelle Unterschiedlichkeit zurückgeht, das wird auch, unabhängig von einer Diskussion über die Hormonersatztherapie, meist übersehen.

Da die Aufgabe des weiblichen Körpers für die Erhaltung der Art eine andere, eine viel komplexere, um nicht zu sagen, eine viel verantwortlichere ist, wurde der weibliche Körper auch mit einem komplexeren Hormonsystem ausgestattet als der männliche, das zwar viel mehr zustande bringt, damit aber auch störanfälliger ist.

Dem Autor und den Autorinnen ist zu danken, dass sie sich die Mühe gemacht haben, aus der Sicht ihrer täglichen Erfahrung nicht nur ein Buch über Hormone, sondern auch über Frauengesundheit zu schreiben, das Betroffenen eine Hilfe sein möge und auch sein wird.

Prof. Dr. Dr. Johannes Huber
Wien, im Januar 2015

Vorwort

Liebe Leserin, lieber Leser!

Besonders chronische Erkrankungen zeichnen sich dadurch aus, dass häufig der gesamte Organismus betroffen ist. Ein vielfältiger Symptomkomplex bildet sich heraus und der Leidensweg der Betroffenen beginnt. Da unser Gesundheitssystem sich für eine Spezialisierung entschieden hat, kommt es nicht selten vor, dass die Patientinnen und Patienten verschiedenste Fachärzte aufsuchen müssen, bis sie schließlich in meiner Praxis ankommen – teilweise erst nach Jahren.

Die zwei wichtigsten Dinge, die ich für eine erfolgreiche Behandlung benötige, sind zum einen Zeit, zum anderen ein grundlegendes und ganzheitliches Verständnis des menschlichen Organismus.

Die Lebensgeschichten, die ich Tag für Tag hören darf, zeigen fast immer einen roten Faden von Symptomen, der sich teilweise von der Kindheit oder Pubertät bis in das Erwachsenenalter zieht. Somit liegen die Ursachen und die Erklärungen für die heutigen Beschwerden nicht selten viele Jahrzehnte zurück oder haben sich schon viele Jahrzehnte zuvor angekündigt. Die Symptome bauen sich über die Jahre auf und werden häufig leider als „Zipperlein“ abgetan. Gegen die ständige Müdigkeit wird „angekämpft“, den Kilos auf den Hüften wird der „Kampf“ angesagt und bei den Stimmungsschwankungen wollen sich viele nicht so „anstellen“. Dabei können all diese Symptome erste Hinweise darauf sein, dass etwas im Stoffwechsel nicht stimmt. Diese Störungen kann man heute mit modernster Labortechnik oftmals nachweisen. Da gibt es auf einmal Substanzen, die bei einer Depression erhöht sind, und Enzymsysteme, die bei vergeblichen Diäten blockiert sind.

Die Biografien der Betroffenen geben mir die ersten wichtigen Hinweise auf die Ursachen der aktuellen Beschwerden, die Laboruntersuchungen bestätigen die Vermutungen und zeigen das Problem im Stoffwechsel auf. Letztlich erfolgt dann die Therapie. Diese Therapie ist allerdings nicht symptomatisch. Denn diese Art von Behandlung kennen meine Patienten schließlich schon und das bedarf sicherlich keiner Wiederholung. Eine Schmerztablette für den Rücken, ein Antidepressivum, um die Stimmung auszugleichen, und einen Betablocker gegen den hohen Blutdruck. Solch ein Vorgehen ist bestimmt für viele Menschen hilfreich und es lindert auch die Symptome – an den Ursachen ändert sich dadurch jedoch meist nichts. Diese Menschen müssen jetzt etwas bekommen, das ihren gesamten Stoffwechsel wieder in sein gesundes Gleichgewicht bringen kann. Hier beginnt die wunderbare Behandlung mit den bioidentischen Hormonen. Denn ein Ungleichgewicht der Hormone ist eine der häufigsten Ursachen für die chronischen Beschwerden, die ich täglich in meiner Praxis zu sehen bekomme.

Die Einnahme der „Pille" zur Verhütung stört nachhaltig das gesamte hormonelle System junger Frauen, hormonähnliche wirkende Pestizide und Lösungsmittel aus Plastik haben ebenfalls einen negativen Einfluss auf das Hormonsystem – bei Frauen wie auch bei Männern, genau wie chronischer Stress und Schlafstörungen. Unser Hormonsystem ist ein sehr sensibles System!

Bei der Behandlung meiner Patientinnen und Patienten ist es daher auch für mich immer wieder eine Freude zu sehen, wie positiv sich die Gesundheit entwickelt, wenn das Hormonsystem altersentsprechend ausgeglichen wird, und wie glücklich die Menschen mit dieser natürlichen Form der Therapie sind. Die Behandlung mit bioidentischen Hormonen ist auf dem Vormarsch. Nicht nur bei der Behandlung von Wechseljahresbeschwerden und chronischen Erkrankungen hat sie ihre belegten Erfolge, sondern auch bei der Prävention von altersbedingten Erkrankungen. Aktuell steht die Prophylaxe von Demenzerkrankungen mithilfe der Hormone im Vordergrund. Sowohl die Menge an Studien als auch an qualifizierten und unabhängigen Fortbildungen wächst und das liegt nicht zuletzt an Ihnen. Immer mehr Menschen mit unterschiedlichen Beschwerden oder Erkrankungen machen sich auf den Weg und wollen von dieser Therapie profitieren – Männer und Frauen gleichermaßen. Daher ist Ihre Unterstützung die wichtigste, die meine Kollegen und ich bekommen können. Sie spornen uns an, uns immer intensiver mit dem Thema zu beschäftigen und dafür zu sorgen, dass die qualifizierte Therapie mit bioidentischen Hormonen einen berechtigten Platz in der Behandlung verschiedener Erkrankungen bekommt.

Ich danke Ihnen für Ihre Unterstützung und wünsche Ihnen viel Freude beim Lesen!

Ihr
Jens Keisinger
Gütersloh, im August 2015

Einleitung

Krank – aber keiner kann helfen? Dann geht es Ihnen wie vielen anderen Menschen, die verzweifelt auf der Suche nach Hilfe sind. Hilfe in einem Land mit einem Gesundheitssystem, das zu den teuersten der Welt zählt. Aber das nützt, zumindest bei bestimmten Krankheitsbildern, wenig. Sie müssen sich Bücher kaufen wie dieses hier, um selbst herauszufinden, was Ihnen fehlen könnte. Wenn Sie sich nicht selbst um Ihre Gesundheit kümmern, dann tut es niemand anderes. Medizin ist zu einer Art „Baukastensystem" geworden. Dahinter steckt kein böser Wille, sondern die Trägheit und Einseitigkeit unseres medizinischen Systems, mit dem Anspruch, eine ausreichende (wohlgemerkt, es geht nicht um eine sehr gute oder gute oder wenigstens befriedigende) Versorgung der Bevölkerung zu gewährleisten. Gerade bei hormonellen Problemen scheint es derzeit keine Alternative zu geben, als sich selbst mit Wissen zu bewaffnen, um nicht am Ende Opfer schematisierter Behandlungspläne zu werden, die für viele Beschwerdebilder sinnvoll sind, aber nicht für hormonelle Störungen.

Obgleich schon vor einigen Jahren das Buch *Die Hormonrevolution* des US-amerikanischen Internisten Michael Platt Deutschland aufgerüttelt hat, sind nur spärliche Veränderungen im medizinischen Alltag zu verzeichnen. Hormonähnlich wirkende Medikamente bestimmen nach wie vor den Markt, auch dann noch, wenn längst ihre schädlichen Nebenwirkungen bekannt sind. Immerhin geht ein Umdenken – zwar langsam, aber stetig – zu nebenwirkungsarmen bioidentischen Hormonen voran. Bei der Behandlung mit bioidentischen Hormonen müssen Ärzte zu Pionieren werden, sich weiterbilden und Erfahrungen sammeln, weil es hier keine festgelegten Standards gibt. Was auf den ersten Blick als Nachteil erscheinen könnte, wendet sich bei dieser Therapie zum Vorteil. Es gibt hier weder starre Regeln noch festgelegte Dosierungen, weil – neben den Laborwerten – in erster Linie das Befinden der Patienten den Therapieverlauf bestimmt. Deshalb wird diese Form der Therapie vermutlich nie zur üblichen „Einheitsmedizin“ werden.

Bücher über Erkrankungen sind gerade für jene, die davon betroffen sind, nicht erbaulich. Und doch sind vor allem sie es, die ein verständliches Interesse an neuem Wissen haben. Vielleicht kennen Sie das deprimierende Gefühl: Sie waren schon in vielen Arztpraxen, weil Sie sich seit Jahren krank fühlen, und niemand konnte Ihnen helfen. Natürlich machen Sie sich ebenfalls Gedanken und suchen selbst nach Ursachen für Ihre chronische Müdigkeit oder die ständigen Schmerzen, vorausgesetzt Sie haben noch die Energie dazu. Sie berichten in jeder neuen Arztpraxis über Ihre Beschwerden und Ihre Krankengeschichte, aber immer ohne Erfolg. Vielleicht nehmen Sie Kontakt zu Selbsthilfegruppen auf oder suchen Bücher zu Ihrer Erkrankung.

All das setzt jedoch voraus, dass Sie eine Vorstellung davon haben, worunter Sie überhaupt leiden. Gerade bei hormonellen Störungen ist das oft nicht ganz einfach. Sogar manche „banale“ Erkrankung erfasst uns in aller Regel umfassender, als uns lieb ist. Selbst ein gebrochenes Bein, das Sie weder müde noch schlapp macht und auch Ihr Denken nicht behindert, sorgt dafür, dass Sie sich eine gewisse Zeit lang nicht mehr schnell bewegen können. Eine Treppe zu steigen, braucht Kraft und Geschicklichkeit. Ihr Unfall hat Sie „zwangsentschleunigt“, Sie leben im Schneckentempo und bekommen dadurch einen anderen Blick auf die Welt. Vielleicht fällt Ihnen jetzt zum ersten Mal auf, wie sehr unsere Welt auf rundum funktionierende Menschen ausgerichtet ist.

Weit mehr als von einem gebrochenen Bein können Sie allerdings von hormonellen Problemen aus der Bahn geworfen werden. Weil sich Hormonstörungen nicht selten wie ein Chamäleon verhalten und Sie deshalb oft gar nicht wissen können, was Ihnen fehlt, haben wir den Schwerpunkt dieses Buches auf Fallgeschichten gelegt. Unsere Fallgeschichten sind keine realen Geschichten, sie spiegeln vielmehr typische, sehr häufige Beschwerdebilder wider, die Ihnen verdeutlichen sollen, welche Behandlungsmöglichkeiten bioidentische Hormone bieten. Darüber hinaus sollen Ihnen diese Beispiele helfen, Licht ins Dunkel Ihrer eigenen gesundheitlichen Beschwerden zu bringen. Ständige Müdigkeit, Muskelschmerzen oder unerklärliches Übergewicht können nämlich ebenso die Folge einer Hormonstörung sein wie eine Depression.

Das wissen leider viele Menschen (Ärzte eingeschlossen) nicht. An jede Fallgeschichte schließt sich ein Behandlungsplan an, in dem Sie erfahren, wie mit bioidentischen Hormonen therapiert werden kann. Wir hoffen, dass Sie in diesem Buch viele hilfreiche Informationen für Ihre Gesundheit finden.

Teil I

Hormone – was sie sind und was sie können

1. Was sind eigentlich Hormone?

Ich *bin* meine Hormone. So könnte man es etwas überspitzt formuliert ausdrücken, denn in der Tat sind die winzigen Botenstoffe in jeder Körperzelle zu finden. Hormone sorgen dafür, dass wir am Morgen erwachen. Es sind die Hormone, die unseren Appetit und unsere Körpertemperatur regulieren. Sie lassen uns wachsen, sorgen für einen klaren Kopf und dafür, dass wir so manche Unwägbarkeiten locker wegstecken. Hormone lassen uns auch zum Mann oder zur Frau werden, und dass Hormone unerlässlich bei der Familienplanung sind, braucht wohl kaum erwähnt zu werden. Trotzdem ist es schwer, zu sagen, wie sich Hormone „anfühlen" und was sie aus uns machen.

Es gibt einen zentralen Wendepunkt im Leben, an dem Sie die volle Durchlagskraft von Hormonen zu spüren bekommen haben – die Pubertät. Hier verändert sich der Mensch in vielerlei Hinsicht. Manche erwischt es mit voller Wucht. Die Pubertät, so könnte man sagen, ist eine Persönlichkeitsentwicklung im Schnelldurchlauf. Der liebe Junge von gestern kommt in den Stimmbruch, entwickelt Muskulatur, die Pickel sprießen und gesellen sich zu fettiger Haut. Zum Leidwesen seiner Eltern hat er noch dazu plötzlich ganz merkwürdige Ansichten. Aber die Eltern wissen auch: Es ist die Pubertät! Was heißen soll, die Hormonrevolte geht vorbei.

Hormone haben aber über die Pubertät hinaus einen enormen Einfluss auf unser ganzes Leben, vor allem auch auf unser Empfinden. Und eben das ist vielen Menschen nicht bewusst. Hormone können erhebende Glücksgefühle erzeugen. Wenn Sie verliebt sind, erleben Sie einen hormonellen Glücksrausch ohnegleichen. Empfindet das Objekt der Begierde jedoch nicht so wie Sie, dann erleiden Sie regelrecht Entzugserscheinungen. Hormone können uns auch zutiefst traurig werden lassen. Solange unser Hormonsystem funktioniert, denken wir nicht darüber nach. Warum auch? Wir fühlen uns in aller Regel einfach gut: ausgeglichen, hellwach und interessiert am Leben. Selbstverständlich ist nicht jeder Tag gleich, aber diese kleinen Schwankungen kennt jeder. Wir sind schließlich keine Maschinen.

Hormone können aber auch Herzrasen, Panik, Angst, Aggressionen und vielgestaltige beklemmende Gefühle auslösen, einen Cocktail an Beschwerden, der erschreckend ist und mit dem ein Mensch hoffnungslos überfordert ist. Da müssen Experten her! Fatalerweise wissen aber nicht nur Sie selbst mit diesen Beschwerden nichts anzufangen, oft werden Sie leider auch in ärztlichen Praxen nur bedingt Hilfe finden. In aller Regel werden dort die einzelnen Symptome behandelt. Sie erhalten ein Herzmittel oder ein Beruhigungsmittel oder andere Medikamente. Hormonelle Störungen werden oft sehr spät oder gar nicht erkannt und in vielen Fällen auch nicht zielführend behandelt.

Unser Hormonsystem reagiert sehr anfällig auf Stress und Schlafmangel. Hält beides zu lange an, kann es gehörig aus dem Takt geraten und ein hormonelles Chaos in Gang setzen. Und dieses Chaos kann einiges in Ihrem Leben, im Denken und Fühlen ziemlich durcheinanderbringen. Sie werden etwa mitten in der Nacht wach und können nicht mehr einschlafen, oder Sie nehmen vermeintlich grundlos an Gewicht zu. Sie sind dauernd müde, traurig und haben weder die Kraft noch den Antrieb, etwas zu tun, obwohl Sie eigentlich so vieles tun möchten.

Kurzum, die lebenswichtigen Hormone können Ihnen das Leben auch zur Hölle machen. Schafft es der Körper selbst nicht mehr, das notwendige Gleichgewicht herzustellen, was oftmals bereits im mittleren Lebensalter der Fall ist, dann ist es sinnvoll, die fehlenden Hormone zu ersetzen und so das hormonelle System wieder ins Gleichgewicht zu bringen. Und zwar nicht nur, damit es Ihnen bald wieder gut geht, sondern auch, um weiteren gesundheitlichen Problemen vorzubeugen. Ein aus dem Gleichgewicht geratenes Hormonsystem kann nämlich nicht nur erheblich auf Ihr Gemüt schlagen, es setzt auch Ihrem Körper zu und macht ihn anfällig für weitere Erkrankungen.

Für eine solche Therapie sollten daher genau die Hormone verwendet werden, die auch unser Körper selbst herstellt. Denn nur diese Hormone ermöglichen eine gesunde Regulation. Weil im medizinischen Alltag und damit bei den meisten Ärzten auch „Hormone“ verwendet werden, die aber nichts mit denen zu tun haben, die wir Ihnen in diesem Buch näherbringen möchten, gehen wir auf die Unterschiede genauer ein – denn es gibt auch „Hormone", die zwar keine sind, aber trotzdem so genannt werden.

Wenn zwischen uns Menschen die Chemie stimmt, ist schon sehr viel gewonnen. Wir passen dann einfach zueinander. Genauso ist es auch bei den Hormonen. Hormone passen nur dann zu uns, wenn ihre Chemie stimmt.

Hormone sind nicht gleich Hormone

Der chemische Aufbau von Hormonen, die zu therapeutischen Zwecken verwendet werden, muss identisch sein mit demjenigen der Hormone, die wir selbst im Körper bilden. Nur dann sind zwei wichtige Dinge sichergestellt: Erstens erzielen sie die Wirkung, die wir benötigen und arbeiten reibungslos. Zweitens können sie wieder problemlos vom Körper abgebaut werden. Beides ist für unsere Gesundheit wichtig! Die chemische Struktur ist damit das Nonplusultra bei Hormonen. Sie muss eins zu eins identisch sein mit unseren körpereigenen Hormonen.

Wenn zum Beispiel Ihr Arzt von „Hormonen" spricht, können Sie nicht sicher sein, dass auch wirklich Hormone gemeint sind. Es hat sich eingebürgert, auch dann von Hormonen zu sprechen, wenn es um *hormonähnliche* Medikamente geht. Vielleicht deshalb, weil diese Medikamente auf hormoneller Ebene wirken. Da ist kein böser Wille im Spiel, sondern schlichtweg Gewohnheit. Wenn Ihnen Ihr Onkel erzählt, dass er nächste Woche eine neue Hüfte bekommt, dann wissen Sie auch, dass er nicht wirklich eine neue Hüfte erhält. Was er bekommt, ist eine Prothese aus Metall oder Keramik. Ein Implantat also, das die Funktion seines verschlissenen Hüftgelenks ersetzen soll. Umgangssprachlich hat er aber eine „neue Hüfte" bekommen. Trotzdem weiß jeder genau, was gemeint ist!

Bei hormonähnlichen Medikamenten, die als „Hormone" bezeichnet werden, ist es anders. Hier weiß eben nicht jeder, was gemeint ist, oft wissen es noch nicht einmal die Ärzte selbst. Die meisten verordneten

„Hormone“ sind schlichtweg keine, sondern eben nur hormonähnlich wirkende Medikamente.

Hormonähnliche Medikamente unterscheiden sich deutlich in ihrer chemischen Struktur von unseren körpereigenen Hormonen – den bioidentischen Hormonen. In der Behandlung von Erkrankungen, die durch einen Hormonmangel entstanden sind, ist es jedoch wichtig, bioidentische Hormone einzusetzen. Nur diese Hormone können die zahlreichen Wirkungen erzielen, die der Körper benötigt. Da sie sich problemlos in unseren Stoffwechsel einfügen, kann der Körper mit den bioidentischen Hormonen exakt so umgehen, als würden sie vom Körper selbst produziert. Die entstehenden Abbauprodukte bewirken eine weitere Unterstützung des Körpers. Die hormonähnlichen Medikamente passen jedoch nicht in unser System und können teilweise gar nicht abgebaut werden oder werden sogar zu gesundheitsschädlichen Stoffen abgebaut. Zudem unterdrücken diese hormonähnlichen Medikamente die körpereigene Hormonproduktion – mit allen fatalen Folgen.

Ein Medikament aus dieser Kategorie ist die Antibabypille. Frauen, die die „Pille“ nehmen, glauben oft, dass sie Hormone einnehmen. Die Antibabypille beeinflusst zwar die Sexualhormone von Frauen derart, dass eine Schwangerschaft nicht möglich wird, doch sie enthält oft überhaupt keine Hormone. Mit diesem Wissen stehen sie dann aber leider oft ganz alleine da. Doch was enthält sie dann?

Sie enthält *hormonähnliche* Substanzen, die das Hormonsystem blockieren können und auch die körpereigene Hormonproduktion unterdrücken. Da der Körper die eigene Hormonproduktion einstellt, fehlen nicht nur diese Hormone, sondern auch die daraus normalerweise entstehenden Abbauprodukte, die wichtige Wirkungen in unserem Körper haben. Zudem kommen noch die massiven Nebenwirkungen der Pille zum Tragen. Ein fatales Trio: Unterdrückte eigene Hormone, fehlende nützliche Abbauprodukte und zusätzliche Nebenwirkungen. Damit schaffen viele junge Frauen die ersten großen Lücken in ihrem Stoffwechsel – zu Beginn leider meist unbemerkt. Die Erkrankungen – wie Brustkrebs – kommen erst später.

Im Kern geht es also darum, zu unterscheiden, ob Hormone zu unserer menschlichen Biologie passen oder nicht. Die einzigen Hormone, die zu uns Menschen passen, sind die bioidentischen Hormone.

Herstellung bioidentischer Hormone

Für therapeutische Zwecke sind bioidentische Hormone also ideal. Wie aber werden solche Hormone hergestellt, die unseren körpereigenen Hormonen bis ins kleinste Detail gleichen?

Unsere Geschlechtshormone weisen ein bestimmtes chemisches Grundgerüst auf. Für ihre Herstellung nutzt unser Körper Cholesterin als Gerüst. Eine ähnliche Basis, aus dem die bioidentischen Sexualhormone hergestellt werden können, befindet sich in der tropischen Yamswurzel. Dieses Grundgerüst nennt sich Diosgenin und wird von der Pflanze in großen Mengen produziert. Es gibt auch andere Pflanzen, die eine ähnliche Struktur zu bieten haben, etwa Sojabohnen und Bockshornklee. Wenn Sie jedoch Soja, Yamswurzel oder Bockshornklee essen, werden Sie in der Regel keine Veränderungen Ihrer Symptome feststellen.

Im Labor ist es jedoch möglich, diese in den Pflanzen vorhandene Grundstruktur so zu erweitern, dass daraus alle Sexualhormone hergestellt, also synthetisiert, werden können. Streng genommen sind dies also synthetisch hergestellte menschliche Hormone. Hormonähnliche Medikamente werden auch synthetisch hergestellt, passen jedoch nicht zu unserer Biologie und kommen in der Natur so auch nicht vor. Leider sind die meisten vom Laien als Hormone bezeichneten Medikamente nichts anderes als hormonähnliche Substanzen – und damit eben nicht zu unserer Biologie passend. Wie genau die Hormone hergestellt werden, ist für die Wirkung im Körper unerheblich – wichtig ist nur, dass sie in unsere menschliche Biologie passen!

Wenn Sie sich mit dem Thema Hormone schon etwas beschäftigt haben, werden Sie auch auf den Begriff „humanidentische Hormone" gestoßen sein. Mit humanidentischen Hormonen sind ebenfalls bioidentische Hormone gemeint. Der Begriff „humanidentisch" ist genau genommen sogar besser, weil er präziser ist, denn die Hormone für eine Therapie sollen mit unseren menschlichen Hormonen übereinstimmen – dafür steht das Kürzel „human". Ganz korrekt wäre damit der Begriff „humanbioidentisch" – übersetzt also „menschen-lebensidentisch". Das Kürzel „bio" steht in diesem Fall für „Leben" und bedeutet nicht, dass die Grundstoffe für die Hormonherstellung ein Biosiegel haben. Wir verwenden in diesem Buch jedoch den Begriff „bioidentische Hormone“, weil er sich so eingebürgert hat.

Manchmal werden Hormone auch als „natürlich“ bezeichnet. Hier ist aber Vorsicht geboten, denn wenn von natürlichen Hormonen die Rede ist, dann könnten auch Hormone von Tieren oder Pflanzen gemeint sein.

Pflanzliche Hormone passen übrigens auch nicht zu unserer menschlichen Biologie – sie können nur minimale hormonelle Effekte in unserem Körper bewirken und sogar unser Hormonsystem blockieren, ähnlich wie die hormonähnlichen Medikamente. Pflanzliche Hormone passen gut zu Pflanzen, aber nur sehr begrenzt in unser menschliches Hormonsystem. Pflanzenwirkstoffe können jedoch beim Abbau und Umbau der Hormone im Körper unterstützend wirken und das Brustkrebsrisiko reduzieren. Zur effektiven Behandlung von klimakterischen Beschwerden eignen sie sich leider nicht.

Es gibt jedoch auch natürliche Hormone aus Pferdeurin. Das bekannteste Präparat ist Presomen®. Es wird nach wie vor zur Behandlung von Wechseljahresbeschwerden eingesetzt – und zwar beim Menschen! Sicherlich ist Ihnen klar, dass Presomen höchstens für Pferde geeignet ist, jedoch nicht für uns Menschen. Wir Menschen brauchen Menschenhormone, also bioidentische Hormone!

2. Wo kommen die Hormone her? Hormondrüsen im Überblick

In unserem Körper befinden sich an verschieden Stellen Drüsen, die lebenswichtige Hormone produzieren und ausschütten. Die für dieses Buch interessanten sind die sogenannten endokrinen Hormone. *Endokrin* kommt aus dem Griechischen und bedeutet, dass diese Drüsen ihre Hormone nach innen ins Blut abgeben. Über den Blutstrom gelangen die Hormone dann an die für sie spezifischen Zellen (Rezeptoren) und beginnen, dort zu wirken. Zwei kleine, aber sehr wichtige Hormondrüsen sitzen in unserem Kopf. Der Hypothalamus und die Hypophyse regulieren die Arbeit der Hormondrüsen. Die folgende Grafik zeigt, wo diese Drüsen im Körper zu finden sind.

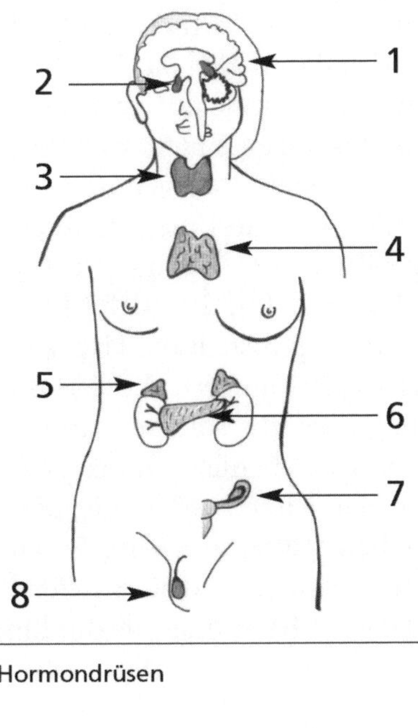

1. Hypothalamus
2. Hypophyse
3. Schilddrüse
4. Thymus (beim Erwachsenen kaum noch vorhanden)
5. Nebenniere
6. Bauchspeicheldrüse
7. Eierstöcke
8. Hoden

Abb. 1 Hormondrüsen

Der **Hypothalamus** steuert das vegetative Nervensystem, das z. B. für unseren Herzschlag wichtig ist, er kontrolliert die Körpertemperatur und reguliert unseren Blutdruck. Er ist eine wichtige Schaltstelle im Gehirn. Diese kleine Drüse verarbeitet allerdings nicht nur Informationen, sondern kann selbst auch über bestimmte Botenstoffe dafür sorgen, dass andere Körperfunktionen reguliert werden. Wenn der Hypothalamus z. B. die Produktion der Schilddrüsenhormone beeinflussen will, schüttet er TRH (Thyreotropin Releasing Hormone) an die Hypophyse aus. Neben vielen eigenen und direkten Wirkungen auf den Organismus sorgt das TRH dafür, dass die Hypophyse Schilddrüsenhormone ausschüttet. So beginnt der Kreislauf der Hormonregulation und Produktion.

Die **Hypophyse** arbeitet eng mit dem Hypothalamus zusammen. Ihre Aufgabe ist es, Hormone und andere Botenstoffe zu produzieren, um die Körperdrüsen in ihrer Tätigkeit zu regulieren. So steuert die Hypophyse etwa die Nebennieren, die Schilddrüse, die Eierstöcke und die Hoden. Haben die Eierstöcke Hormone produziert, melden sie den aktuellen Stand der Hormonproduktion an die Hypophyse bzw. den Hypothalamus zurück. Die Steuerung geschieht über die beiden Steuerungshormone FSH (follikelstimulierendes Hormon) und LH (luteinisierendes Hormon). Bei Frauen wird durch FSH das Eizellwachstum stimuliert, bei Männern sorgt es für die Reifung der Spermien. Durch LH wird bei Frauen die Bildung des sogenannten Gelbkörperhormons angeregt und der Eisprung stimuliert. Bei Männern sorgt LH auch dafür, dass Testosteron gebildet wird und die Spermien reifen. Prolaktin, das in der Hypophyse gebildet wird, lässt die Brust während der Schwangerschaft wachsen und sorgt dafür, dass sich Milch bildet. Auch das Wachstumshormon Somatotropin stellt die Hypophyse her, es wird z. B. durch Stress, aber auch durch Hungern aktiviert und sorgt dafür, dass Knochen, Knorpel und Muskeln wachsen und sich das Leber- und Nierengewebe erneuert. Das ebenfalls in der Hypophyse hergestellte „Kuschelhormon“ Oxytocin leitet zum Beispiel die Geburt ein und sorgt für die Bindung zwischen Mutter und Kind. Es wird auch nach einem Orgasmus vermehrt ausgeschüttet und beim tiefen Blick in die Augen des geliebten Partners. Daher wird es auch als Bindungshormon bezeichnet.

Die **Schilddrüse** beeinflusst ebenfalls zahlreiche sehr wichtige Funktionen im Körper, beispielsweise den Energieverbrauch, die Körpertemperatur, das Herz-Kreislauf-System, den Blutdruck und vieles mehr. Die Hauptaufgabe der Schilddrüse ist es, Jod zu speichern und die beiden Schilddrüsenhormone Tetrajodthyronin oder Thyroxin (T4) und Trijodthyronin (T3) herzustellen. Sie erhält dabei ihren Arbeitsauftrag vom Hypothalamus und von der Hypophyse. Produziert die Schilddrüse zu wenig Hormone, wird diese Information an den Hypothalamus weitergeleitet, der mit seinem Hormon TRH die Hypophyse dazu veranlasst, ihr Hormon TSH auszuschütten. Diese beiden Hormone sorgen nun dafür, dass die Schilddrüse beginnt, die Hormone T3 und T4 zu produzieren.

Das Schilddrüsenhormon T4 ist allerdings ein Speicherhormon und wird erst mithilfe eines Enzyms in das stoffwechselaktive T3 umgewandelt. Diese Umwandlung geschieht jedoch nicht nur in der Schilddrüse, sondern auch in unterschiedlichen Organen, z. B. in der Leber und den Nieren, im Gehirn und in der Gebärmutter. Die Umwandlung von T4 in T3 ist besonders wichtig, weil nur T3 als biologisch aktives Schilddrüsenhormon im Körper wirkt. Sind die beiden Hormone T4 und T3 in ausreichender Menge vorhanden, optimiert die Hypophyse ihre Hormonproduktion in der Regel und schüttet eine passende Menge TSH aus. In der Folge werden dann sehr feinfühlig, also mal mehr und mal weniger, Schilddrüsenhormone produziert – je nach Bedarf; es ist ein ständiges Wechselspiel vonnöten, um einen möglichst optimalen Hormonspiegel aufrechtzuerhalten. Dabei spielt es jedoch eine wichtige Rolle, ob auch ausreichend biologisch aktives T3 verfügbar ist.

Damit das Schilddrüsenhormon T4 gebildet werden kann, ist Jod wichtig. Jod nehmen wir mit der Nahrung auf und es gelangt über den Darm ins Blut und so zur Schilddrüse. Steht der Schilddrüse nicht ausreichend Jod zur Verfügung, beginnt sie zu wachsen (Kropf) und es kommt zu einer Unterfunktion. Ohne Jod kann die Schilddrüse keine Schilddrüsenhormone produzieren. Das ist besonders tragisch, da entgegen der landläufigen Meinung Deutschland zwar offiziell kein Jodmangel-Land mehr ist, aktuelle Untersuchungen jedoch zeigen, dass ein Großteil der Deutschen noch immer unter Jodmangel leidet. Unser Grundwasser und unsere Böden sind nicht besonders jodreich und der

Fischverzehr ist in Deutschland mit 15 kg pro Kopf nicht ausreichend und sollte auch aufgrund der Überfischung der Meere und der hohen Toxinbelastung von Fischen nicht den bestehenden Jodmangel ausgleichen. Auch wenn unser Speisesalz und viele Fertignahrungsmittel mit Jod angereichert sind, so hat die Deutsche Gesellschaft für Ernährung (DGE) ausgerechnet, dass wir nur etwa 110-120 µg Jod zu uns nehmen. Die Empfehlung für Erwachsene liegt jedoch bei 180-200 µg Jod täglich. Die WHO hat sogar einen Schätzwert, der nochmals 90 µg höher liegt. Die Jodaufnahme ist auch abhängig von unserem Alter und unserer Lebenssituation. In Japan nehmen die Menschen sogar viel höhere Dosen von durchschnittlich 1200 µg Jod pro Tag auf und traditionell lebende Japaner und Japanerinnen kommen sogar auf bis zu 60 000 µg Jod pro Tag. Die aktuelle Forschung zeigt, dass Jod im ganzen Körper wichtig ist und eine echte therapeutische Option in der Behandlung von Brustkrebs darstellt. Jod hat im Gegensatz zu beispielsweise Fluor eine hohe therapeutische Breite, d. h. auch höhere Dosierungen von Jod – durchaus angelehnt an die durchschnittliche Aufnahme in Japan von 1200 µg Jod täglich – sind in der Regel unbedenklich.

Die Schilddrüse kann etwa 20 mg (20 000 µg) Jod speichern, das bedeutet, dass für ungefähr zwei Monate ausreichend Jod vorhanden ist. Dennoch ist eine kontinuierliche Jodzufuhr notwendig, damit der Speicher immer gut gefüllt ist und die Schilddrüse Hormone produzieren kann. Mit einem einfachen Urintest kann Ihr Jodstatus gemessen werden – der Nutzen hält sich allerdings aufgrund der hohen therapeutischen Breite von Jod in Grenzen und die bei uns angegebenen Referenzwerte sind im Vergleich zum erwähnten Japan sehr tief gegriffen. Letztlich lässt sich so nicht feststellen, ob Sie ausreichend (im Sinne der Referenzwerte) mit Jod versorgt sind oder nicht. Ein Mangel kann durch eine Jodtablette oder z. B. den vermehrten Verzehr der jodreichen Kelp-Alge ausgeglichen werden. Wichtig dabei ist jedoch, dass Sie immer auf die parallele bzw. ausreichende Versorgung mit Selen achten, da Selen für die optimale Verstoffwechselung von Jod eine Schlüsselrolle spielt. Letztlich ist die Einnahme von Jod aber ein einfacher und sehr sanfter Weg, um Ihren Körper vor schwerwiegenderen Erkrankungen zu schützen. Beginnen Sie aber nicht auf eigene Faust mit der Einnahme von Jod. Ein Überschuss an Jod kann in sehr seltenen

Fällen gesundheitliche Probleme mit sich bringen. Daher ist es immer sinnvoll, sich vor der Einnahme jodhaltiger Supplemente medizinisch beraten zu lassen.

Die **Thymusdrüse** spielt während unserer Entwicklung eine sehr wichtige Rolle für das heranreifende Immunsystem, weil hier Zellen gebildet werden, die unser Immunsystem darin schulen, zu erkennen, welche Eindringlinge (Bakterien, Viren, Pilze) dem Körper schaden und welche nicht. Erst im Erwachsenenalter ist dieser Lernvorgang abgeschlossen und die Thymusdrüse wird kleiner.

In der **Bauchspeicheldrüse** werden Verdauungsenzyme und Hormone produziert, die den Blutzucker regulieren. Ein Hormon der Bauchspeicheldrüse kennen wir alle, es ist das Insulin.

Die **Nebennieren** sind zwei nur wenige Gramm schwere Hormondrüsen, die oben auf den Nieren sitzen. Sie produzieren Hormone aus Cholesterin und regulieren über diese z. B. unseren Wasser- und Salzhaushalt. Sie stellen das Hormon DHEA (Dehydroepiandrosteron) her, aus dem, je nach Bedarf, Testosteron oder Östrogen gebildet werden kann. In den Nebennieren wird auch das „Stresshormon“ Cortisol gebildet, das eigentlich „Stressschutzhormon“ heißen müsste, das großen Einfluss auf den Blutzuckerspiegel, auf Entzündungsprozesse, unser Immunsystem und unsere Stresstoleranz hat. Bei Stress treten aber auch Adrenalin und Noradrenalin in Aktion. Das Steuerungshormon ACTH aus der Hypophyse hat ebenfalls einen Einfluss auf die Nebennieren. Es sorgt dafür, dass sie beispielsweise Cortisol produzieren. Die Nebennieren sind besonders bei Stress, Angst oder anderen Situationen aktiv, in denen wir unter starker Anspannung stehen.

Die **Eierstöcke** lassen in jedem Zyklus eine Eizelle heranreifen, die befruchtungsfähig ist. Was hier passiert, wird von der Hypophyse und ihren Hormonen LH und FSH gesteuert. Das Steuerungshormon (LH) fördert den Eisprung und die Produktion des Gelbkörperhormons, während FSH sowohl das Eizellwachstum als auch die Eizellreifung anregt.

Bis zur Pubertät sind die **Hoden**, hormonell betrachtet, für den Organismus eines Mannes nicht von besonderer Bedeutung. Wenn sie dann zu wachsen beginnen, verändert sich die Stimme, die Körperbehaarung und die Muskulatur. In dieser Zeit gibt der Hypothalamus der Hypophyse den Befehl, LH und FSH auszuschütten. Beide Steuerungshormone haben Einfluss auf die Bildung und die Reifung der Spermien. Im Hoden werden nicht nur Spermien produziert, sondern auch Testosteron und etwas Östrogen.

Hormone jenseits von Hormondrüsen

Die Hormondrüsen stellen die größte Menge an Hormonen her, aber auch an anderen Stellen im Körper, etwa im Gehirn, in der Haut, der Leber, der Muskulatur und im Fettgewebe, werden Sexualhormone hergestellt. Überall dort, wo die Vorstufen der einzelnen Hormone hingelangen und die entsprechenden Enzyme vorhanden sind, die diese umbauen können, können auch Sexualhormone entstehen. Ein ganz besonders wichtiger Ort, an dem das auch geschieht, ist unser Gehirn. Obgleich die Mengen an Sexualhormonen dort sehr gering sind, ist ihre Wirkung enorm wichtig für unsere Stimmung, unser Gedächtnis, unser Wohlbefinden und unsere Gesundheit. Weil unser Gehirn die Schaltzentrale für den gesamten Organismus ist, spielt es eine große Rolle, dass hier die Hormone im Gleichgewicht sind.

3. Die wichtigsten Hormone – Aufbau und Funktion

Das Cholesterin, das Sie vielleicht nur als „böses Fett“ kennen, ist der wichtigste Ausgangsstoff vieler Hormone. Aus dem Grundbaustein Cholesterin stellt unser Körper alle Geschlechtshormone her, die er benötigt. Das geschieht in einer bestimmten Reihenfolge, bei der das Hormon Pregnenolon an erster Stelle steht. Das folgende Schaubild zeigt den Weg der Herstellung.

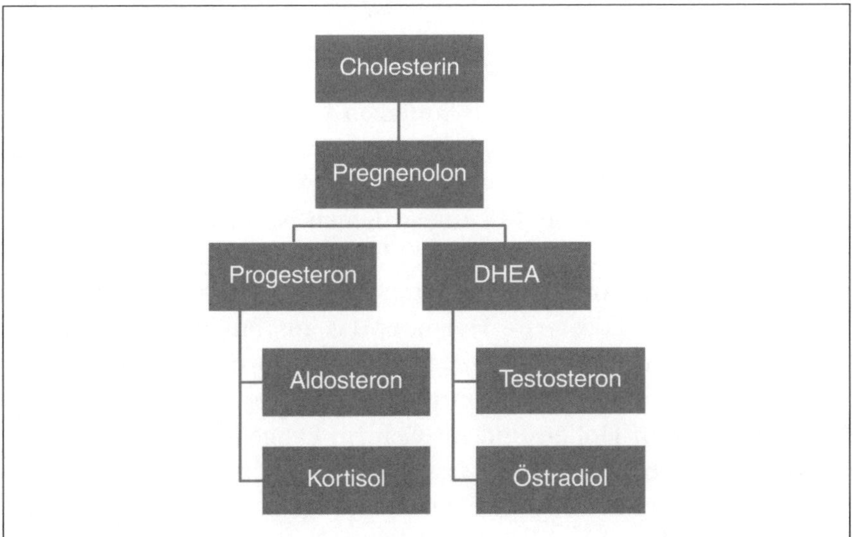

Abb. 2 Hormonsynthese

Pregnenolon ist das erste Hormon, das der Körper aus Cholesterin bildet. Es wirkt ausgleichend auf unsere Stimmung und kann gegen Altersdepressionen helfen, es dämmt Entzündungen ein und wurde deshalb früher in der Rheumatherapie angewandt. Leider wurde es vom künstlich hergestellten Cortisol verdrängt (der Laie spricht hier von Kortison, der Speicherform des wirksamen Cortisols), etwa Prednisolon, weil Prednisolon stärker wirksam ist und zugleich auch lukrativer. (Die Begriffe klingen sehr ähnlich, Prednisolon und Pregnenolon – da müssen Sie genau hinschauen!) Weil Prednisolon häufig starke Nebenwirkungen hat, ist eine Therapie mit Pregnenolon deutlich schonender. Pregnenolon verbessert das Gedächtnis, es fördert das Erinnerungsvermögen und es ist z. B. hilfreich bei der Alzheimererkrankung. Mittlerweile gibt es sogar Hinweise, dass Pregnenolon nach Gehirnverletzungen die Heilung fördern kann. Insgesamt macht es fitter und fördert unsere Leistungsfähigkeit.

Weil Pregnenolon als Vorstufe für die meisten Geschlechtshormone dient, kann sich ein Mangel auch auf alle Hormone, die aus Cholesterin gebildet werden, auswirken. Eine Behandlung mit Pregnenolon kann bei Gedächtnisstörungen, Schmerzen, Rückenschmerzen, Leistungsknick und Müdigkeit sinnvoll sein. Aber auch bei Stimmungsschwankungen und Lustlosigkeit aufgrund von chronischem Stress sowie bei Gelenk- und Muskelschmerzen kann sich ein Therapieversuch lohnen. Möglicherweise lässt sich auch die Nervenerkrankung Multiple Sklerose (MS) positiv beeinflussen, weil sich Pregnenolon auf die Ummantelung der bei MS angegriffenen Nervenzellen im Gehirn auswirkt (wie auch Östradiol). Auch bei psychiatrischen Erkrankungen, etwa bei einer Angststörung, kann Pregnenolon hilfreich sein.

Progesteron ist das erste Hormon, das aus Pregnenolon gebildet wird, und es dient wiederum vielen anderen Hormonen als Vorstufe. Frauen bilden es nach dem Eisprung, bei Männern entsteht es in den Nebennieren, den Hoden und im Gehirn. Lange Zeit wurde Progesteron als Hormon betrachtet, dass lediglich für die Schwangerschaft wichtig ist. Wenn zu Beginn einer Schwangerschaft nicht genügend Progesteron gebildet wird, kann sich der Embryo nicht entwickeln. Während der Schwangerschaft hat Progesteron Einfluss auf den Wasserhaushalt, die Körpertemperatur und den Bewegungsapparat. Sehnen und Gelenke werden, ganz vereinfacht gesagt, weicher. Progesteron sorgt bei schwangeren Frauen für Entspannung. Heute weiß man, dass Progesteron ein enormes Potenzial hat und auf viele andere wichtige Körperfunktionen einwirkt.

Progesteron bei Frauen

Progesteron wirkt nicht nur ausgleichend auf die Stimmung, sondern hilft auch bei Angstattacken, Migräne und Schlafstörungen. Es wirkt beruhigend und antiepileptisch, hat eine schmerzhemmende Wirkung und ist an der Regeneration von Nervenzellen im Gehirn beteiligt. Zudem stimuliert Progesteron das Nervenzellwachstum im Gehirn und sorgt dafür, dass sich die wichtige Isolierschicht um die Nervenzellen verdickt. Schon länger bekannt ist, dass Progesteron die Gebärmutter und die Brust vor Krebs schützt und sich auch auf gutartige Wucherungen der Gebärmutterschleimhaut und Zysten in der Brust auswirkt. In Studien konnte nachgewiesen werden, dass ein Zusammenhang besteht zwischen einem zu niedrigen Progesteronspiegel vor den Wechseljahren und der ansteigenden Brustkrebsrate.

Progesteron ist ein Gegenspieler zum Aldosteron, dass sowohl für unseren Salz- und Wasserhaushalt als auch für unseren Blutdruck verantwortlich ist. Bei einem Überschuss an Aldosteron oder einem Mangel am Gegenspieler Progesteron kommt es zu Wassereinlagerungen wie Tränensäcken, geschwollenen Fingern oder Füßen. Hier verhilft Progesteron zum Gleichgewicht, indem es Wasser ausschwemmt und damit gleichzeitig Bluthochdruck senken kann. Das ist möglich, weil unser Wasser- und Salzhaushalt über die Nieren gesteuert wird und sich damit auch auf den Blutdruck auswirkt. Vor allem Frauen in der Menopause klagen häufig über Blutdruckveränderungen, die nicht zu erklären sind. Hier kann Progesteron eine sichere und gesundheitsförderliche Alternative zu den üblichen Blutdrucksenkern sein.

Progesteron zieht auch die kleinsten Gefäße in unserem Körper zusammen und wirkt sich positiv auf die ungeliebten kleinen roten Besenreiser und auch auf Krampfadern aus. Sein Einfluss auf die Gefäße ist sogar noch größer, denn Progesteron kann dafür sorgen, dass sich nichts an den Gefäßwänden ablagert und kann so einer Gefäßverkalkung (Arteriosklerose) vorbeugen. Progesteron hat auch Einfluss auf Ihre Haut. Indem es das Bindegewebe stabilisiert, beugt es Falten vor und kann vor vorzeitiger Hautalterung und Cellulite schützen. Progesteron ist am Umbau vieler Körperstrukturen beteiligt und wirkt auch in den Knochen. Mit einem ausreichend hohen Progesteron- und

Östrogenspiegel können Sie sich vor Osteoporose schützen, denn gemeinsam mit Östrogen baut Progesteron die Knochen auf. Weil Progesteron der natürliche Gegenspieler von Östrogen ist, gehören beide immer zusammen. Östrogene wirken auf die Zellteilung eher stimulierend, während Progesteron sich hauptsächlich hemmend darauf auswirkt. Aus diesem Grund sollten in der Therapie nie nur Östrogene angewendet werden, weil damit das Zellwachstum (auch von Krebszellen) stimuliert werden kann. Diese hemmende bzw. ausgleichende Wirkung von Progesteron auf die Zellteilung schützt auch vor Brust- und Gebärmutterhalskrebs. Allerdings gilt das nur für bioidentisches Progesteron und nicht für Gestagene. Der Begriff „Gestagen" wurde von der Pharmaindustrie erfunden; er fasst wahllos alles zusammen, was so ähnlich wie körpereigenes Progesteron wirkt, ob es nun bioidentische Hormone sind oder hormonähnliche Medikamente. Progesteronähnlich wirkende Medikamente stehen in besonders hohem Verdacht, Brustkrebs auszulösen; sie sind in Antibabypillen enthalten. Unser körpereigenes Progesteron hingegen schützt ebenso wie bioidentisches die Brust und auch die Gebärmutter vor Krebs.

Progesteron bei Männern

Progesteron hat bei Männern eine ähnlich positive Wirkung wie bei Frauen. Progesteron schützt die Nerven, Knochen und die Blutgefäße und wirkt beruhigend sowie angstlösend. Zusätzlich kann Progesteron den Abbau der männlichen Hormone, man spricht hier von Androgenen, günstig beeinflussen. Das liegt daran, dass bei Männern Progesteron von den gleichen Enzymen umgebaut wird wie Testosteron. Möglicherweise kann Progesteron die Prostata vor einer gutartigen und auch vor einer bösartigen Prostatavergrößerung schützen. Das liegt daran, dass Progesteron in der Prostata die Androgene leicht unterdrücken kann, was bei einer Erkrankung der Prostata eine wichtige Rolle spielt. Die Ursache von Prostatavergrößerungen wird im Überschuss eines Androgens, dem Dihydrotestosteron, gesehen. Neueste Forschungen zeigen aber auch, dass die Darmflora eine wichtige Rolle spielt, da sie die Bakterienflora der Prostata mitbestimmt. Diese scheint im hormonellen Stoffwechsel der Prostata eine wichtige Rolle zu spielen. Eine

„gute" Bakterienflora der Prostata lässt Testosteron zu einem Segen werden, eine schlechte Bakterienflora scheint die Wirkung von Testosteron bzw. Dihydrotestosteron eher ins Negative kippen zu lassen. Auf diesem Gebiet muss die Forschung zwar noch weitere Ergebnisse liefern, doch letztlich zeigt sich auch hier, wie wichtig es ist, sich gesund und im Rahmen unserer biochemischen Möglichkeiten zu ernähren. Die Umwandlung von Dihydrotestosteron erfolgt mithilfe eines Enzymsystems, das Testosteron in Dihydrotestosteron umwandelt. Progesteron benötigt für seine Abbauprodukte das gleiche Enzymsystem, weshalb es mit Testosteron darum konkurriert. Besetzt Progesteron mehr Enzyme, dann wird weniger Testosteron umgewandelt.

Dehydroepiandrosteron (DHEA) zählt neben Testosteron, Androstendion und Dihydrotestosteron zur Gruppe der Androgene. Das sind Hormone mit einem eher männlichen Wirkprofil. Wenn junge Frauen von einem DHEA-Überschuss betroffen sind, leiden sie unter Akne, fettiger und unreiner Haut, vermehrter Körperbehaarung und Zyklusstörungen. Gebildet wird DHEA hauptsächlich in unserer Nebennierenrinde. Zwischen dem 20. und 30. Lebensjahr hat DHEA sowohl bei Männern als auch bei Frauen seinen Höchststand erreicht, danach sinkt es kontinuierlich ab. DHEA wirkt selbst als Hormon, es dient aber auch als Vorstufe für viele weitere Hormone.

In der folgenden Grafik ist zu sehen, dass auch die Hormone Androstendion, Testosteron und Dihydrotestosteron aus DHEA gebildet werden. Die Pfeile, die nach rechts zeigen, sind die hergestellten Abbauprodukte. Wie wichtig hormonelle Abbauprodukte für unsere Gesundheit sind, erfahren Sie am Ende dieses Kapitels. DHEA ist ein wichtiges Hormon, weil es zur Bildung vieler anderer Hormone benötigt wird. Ein sehr niedriger DHEA-Spiegel im Alter wird sowohl mit einer erhöhten Sterblichkeit als auch mit einer höheren Erkrankungswahrscheinlichkeit in Verbindung gebracht. In der Lebensmitte zwischen dem 40. und 50. Lebensjahr hat sich der DHEA-Spiegel bereits halbiert. Wenn wir zwischen 70 und 80 Jahre alt sind, sind deutlich weniger als 15 Prozent DHEA vorhanden, weil die Nebennierenrinde weniger DHEA herstellt. Das kann sich sehr ungünstig auswirken, da die Cortisolproduktion im Alter häufig nicht beeinträchtigt ist. Das ist deswegen besonders fatal, weil DHEA der natürliche Gegenspieler von

Cortisol ist und damit das Gleichgewicht beider Substanzen aus den Fugen gerät. Ein DHEA-Mangel kann unterschiedliche Beschwerden mit sich bringen, z. B. wird das Immunsystem schwächer, das Verhältnis zwischen Fett und Muskulatur verändert sich zugunsten des Fetts, die Stimmung sinkt, das Gedächtnis lässt nach und das sexuelle Interesse schwindet. DHEA hat viele Wirkungen auf unterschiedliche Bereiche unseres Körpers. Das liegt daran, dass es in fast allen Geweben des Körpers in geringen Mengen gebildet wird und es fast überall Rezeptoren für DHEA gibt. Um gesund altern zu können, sind wir auf DHEA angewiesen, denn es schützt unser Herz-Kreislauf-System, weil es positive Wirkungen auf die Gefäßwände hat. Es wirkt sich auch regulierend auf den Blutzuckerhaushalt und die Blutgerinnung aus.

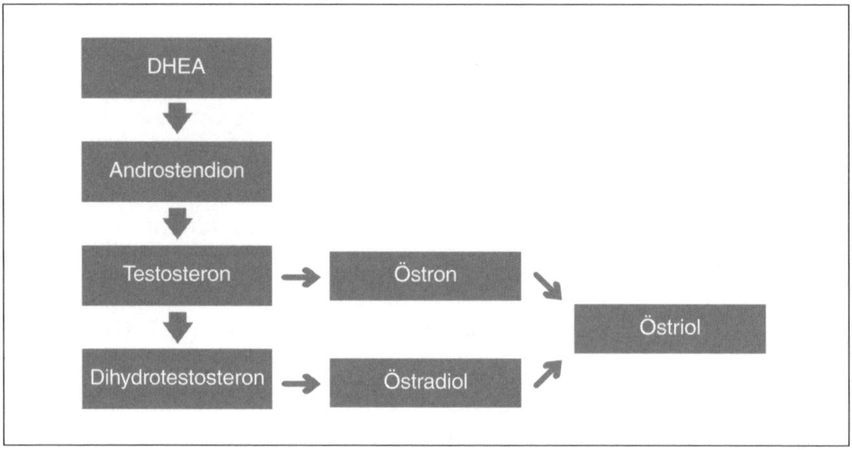

Abb.3 Hormonabbauprodukte

Beim **Testosteron** manifestiert sich der wahre Unterschied zwischen Mann und Frau. Junge Männer produzieren zehn- bis zwanzigmal so viel Testosteron wie gleichaltrige junge Frauen. Diese eindeutige differenzierende Wirkung des Testosterons hat sonst kein anderes Sexualhormon. Zwar sind die Östrogenspiegel bei Frauen auch deutlich höher als bei Männern, der Unterschied ist aber bei Weitem nicht so gravierend wie beim Testosteron. Deswegen macht es auch einen deutlichen Unterschied, ob Männer oder Frauen an Testosteronmangel leiden.

Testosteron bei Frauen

Wenn Frauen zu wenig Testosteron bilden, dann leiden sie unter Stimmungsschwankungen, sie ziehen sich zurück, werden vergesslich, leiden an Energieverlust und Schlafstörungen, haben kaum noch sexuelles Verlangen, ihre Muskelmasse nimmt ab und sogar Hitzewallungen sind Zeichen eines Testosteronmangels. Auch die gynäkologischen Schleimhäute können dünn und hochempfindlich werden. Weil sowohl die Eierstöcke als auch die Nebennierenrinde Testosteron produzieren, sind zwei unterschiedliche Organe für ein Defizit an Testosteron bei Frauen verantwortlich. Während der Wechseljahre wird immer weniger Testosteron in den Eierstöcken gebildet, weil die allgemeine Hormonproduktion dort nachlässt, und im Laufe der Jahre bildet auch die Nebennierenrinde immer weniger Testosteron. Daher kann es auch lange nach den Wechseljahren noch einmal zu Beschwerden mit Hitzewallungen kommen. Das sind dann nicht nur Symptome der fehlenden Östrogene, sondern es liegt am geringen oder fehlenden Testosteron aus der Nebenniere. Hitzewallungen lassen sich bessern, wenn zusätzlich zum Östrogen auch Testosteron angewendet wird. Auch die Knochen profitieren von einem stabilen Testosteronspiegel, weil er Verschleißerscheinungen vorbeugt, die Knochendichte verbessert und den Knochenstoffwechsel unterstützt. Die Gefäße profitieren ebenso von Testosteron, weil es die Gefäßwände stabilisiert und so vor Schlaganfall oder Herzinfarkt schützt.

Testosteron bei Männern

Körperliche Kraft und Durchsetzungsvermögen sind typische Testosteronmerkmale von Männern. Ein echter Testosteronmangel ist bei Männern eher selten, da sie bis ins hohe Alter noch Kinder zeugen können, was ohne Testosteron nicht möglich wäre. Es ist daher falsch, sinkende Östrogene bei Frauen in den Wechseljahren mit sinkendem Testosteron bei Männern gleichzusetzen. Männer sind viel länger mit „ihrem“ Testosteron versorgt als Frauen mit „ihren“ Östrogenen. Wenn Männer an Testosteronmangel leiden, lassen sich häufig Stress, Übergewicht oder mangelnde sportliche Betätigung dafür verantwortlich machen, denn durch Stress sinkt die Testosteronproduktion, und zwar noch bevor die Hoden ihre Aktivität einstellen würden. Aus diesem Grund können Männer schon weit vor dem 50. Lebensjahr unter einem Testosteronmangel leiden. Dauerhafte Stresssituationen führen dazu, dass zu wenig Testosteron ausgeschüttet wird. Testosteron wirkt sich unter anderem positiv auf die Blutbildung, die psychische Belastbarkeit, die Muskelmasse, das sexuelle Verlangen und die Potenz aus.

Östrogen bei Frauen

Östrogen ist vor allem für die Ausbildung der weiblichen Merkmale verantwortlich, wie die Entwicklung der Brust und der anderen typisch weiblichen Rundungen. Östrogen sorgt auch dafür, dass die Sinne geschärft werden. Östrogen ist aber auch bei Männern beispielsweise für die Potenz wichtig. Und selbstverständlich ist Östrogen bei Frauen auch für die Schwangerschaft von Bedeutung. Hier baut es nicht nur die Gebärmutterschleimhaut auf, sondern sorgt auch dafür, dass ein Eibläschen heranreift, sich die Durchlässigkeit für Spermien am Gebärmuttereingang erhöht und sich auch das Hautbild verändert. Die Östrogene sorgen im weiblichen Körper sowohl auf psychischer als auch auf physischer Ebene dafür, dass es zu einer Schwangerschaft kommen kann. Ihre Wirkung greift jedoch weit über die Zeit der Schwangerschaft hinaus. Östrogen wirkt sich zum Beispiel positiv auf die Stabilität des Knochensystems und der Gelenke, Sehnen und Muskeln aus. Es ist für die Temperaturregulation zuständig und verbessert das Gedächtnis, es stabilisiert das Immunsystem und hält die Blutgefäße elastisch.

Ein Östrogenmangel wirkt sich im Alter negativ auf unsere Gesundheit aus und kann zu Herz-Kreislauf-Erkrankungen, einem Herzinfarkt aber auch zu Thrombosen und Schlaganfällen führen. Meistens beginnt ein Östrogenmangel in den Wechseljahren ungefähr um das 50. Lebensjahr. Die Spiegel der Sexualhormone und besonders der Östrogene sinken bei Frauen, wenn die Fruchtbarkeit zurückgeht. Daher ist es notwendig, einen ausreichend hohen Östrogenspiegel aufrechtzuerhalten. Fehlt Östrogen, kommt es zu den typischen Beschwerden, beispielsweise Haarausfall, Hitzewallungen, Schlafstörungen, Gedächtnisschwäche, Wortfindungsstörungen, Schweißausbrüchen, Osteoporose, trockenen Schleimhäuten, Unruhe, Gereiztheit und Depressivität.

Östrogen bei Männern

Auch bei Männern sinkt Östrogen mit zunehmendem Alter langsam ab. Meistens treten zwischen dem 50. und 60. Lebensjahr erste Beschwerden auf, z. B. Hitzewallungen, Schweißausbrüche, nächtliches Schwitzen, veränderte Stimmung, Gereiztheit, Depressivität und Schlafstörungen. Auch bei Männern kann ein unbehandelter Östrogenmangel in eine chronische Unterversorgung übergehen. Das kann zu schwerwiegenden Veränderungen des Körpers und der Organe führen. Ein erstes Anzeichen für einen chronischen Östrogenmangel bei Männern kann eine Störung der Erektionsfähigkeit sein. Da Östrogene einen großen Einfluss auf das Gefäßsystem haben, ist Östrogenmangel ein Frühwarnsystem vor schwerwiegenderen Erkrankungen wie Arteriosklerose, Herzinfarkt, Arthrose, Bluthochdruck, erhöhten Cholesterinwerten oder eine Veränderung der Insulinresistenz. Die Kombination eines langfristigen Östrogenmangels mit einem zusätzlichen Mangel anderer Hormone, etwa mit Testosteron und Dihydrotestosteron, wird bei Männern auch als „Andropause" bezeichnet. Bei Männern spielt besonders die Tatsache eine wichtige Rolle, dass der Hauptteil der Östrogene im Körpergewebe aus Testosteron und DHEA hergestellt wird. Männer verfügen, anders als Frauen, nicht über eine Drüse, in der viele Östrogene gebildet werden können, sondern es gibt vielmehr unterschiedliche Orte im Körpergewebe. Sinken bei Männern im Alter Testosteron und DHEA ab, dann fehlen genau die Stoffe, die benötigt werden, um bei Männern ausreichend Östrogene zu bilden.

Ein weiteres Problem bei Männern ist der Östrogenüberschuss. Männer produzieren bestimmte Östrogene im Bauchfett und deshalb produzieren Männer mit viel Bauchfett auch zu viel Östrogen. Von den verschiedenen Formen des Östrogens wird besonders das „schlechte" Östron gebildet. Östron bzw. die daraus entstehenden Abbauprodukte können bei Männern einen Brustansatz wachsen lassen (Gynäkomastie), zu einer verminderten Libido führen und das Risiko für Prostatakrebs erhöhen. Allerdings haben nicht alle Männer, die übergewichtig sind, automatisch auch einen erhöhten Östrogenspiegel.

Die Gruppe der Östrogene

Während Progesteron nur positive Eigenschaften zugeschrieben werden, ist Östrogen etwas in Verruf geraten. Das ist allerdings nicht ganz fair, denn bei Östrogen handelt es sich um eine Gruppe von Hormonen mit unterschiedlichen Eigenschaften. Es gibt also nicht *das* Östrogen, sondern es sind insgesamt drei Östrogene, wobei auch wir zur Vereinfachung häufig nur von „Östrogen" sprechen. Die drei Östrogene Östradiol, Östriol und Östron werden im Körper gebildet.

Wenn von Östrogen als schädlichem Hormon gesprochen wird, dann ist in der Regel Östron gemeint (bzw. bestimmte Abbauprodukte davon), da es an der Entstehung von Brustkrebs beteiligt sein soll. Es sollte deshalb nicht in zu großen Mengen im Körper vorkommen. Östriol hingegen ist das Hormon, das der Brust eher einen Schutz bietet, daher sollte eine bioidentische Hormontherapie neben Östradiol auch immer eine gewisse Menge Östriol enthalten. Leider kann das Östriol das Östradiol nicht ersetzen, weil das schützende Östriol in seiner Wirkung nicht so stark ist wie Östradiol. In den Wechseljahren sorgt Östradiol z. B. dafür, dass Hitzewallungen und andere unangenehme Beschwerden nachlassen. Diese positive Wirkung kann Östriol nur bei einem sehr geringen Hormonmangel oder bei einem sehr leichten hormonellen Ungleichgewicht erzeugen.

Östrogene stehen in der Kritik, weil sie die Zellteilung fördern, das gilt vor allem für Östradiol. Zellwachstum steht leider häufig in Zusammenhang mit Krebs. Da Östrogene auch auf die Brust wirken und hier natürlicherweise das Gewebe verändern, wird der Zusammenhang mit einer Brustkrebserkrankung nachvollziehbar. Doch Brustkrebs wird eher durch einen Östrogenmangel verursacht, denn es mangelt am guten und schützenden Östriol und auch am Östradiol, wohingegen das „böse" Östron (bzw. bestimmte Abbauprodukte davon) in einem hohen Maße vorkommen kann. Deshalb lässt sich nicht pauschal sagen, dass Östrogene Brustkrebs verursachen. Vielmehr steht ein Ungleichgewicht innerhalb der Östrogene zugunsten einer bestimmten Östrogengruppe im Verdacht, Brustkrebs zu fördern.

Phytoöstrogene

Auch wenn einige Pflanzen hormonähnliche Wirkungen haben und an bestimmten Rezeptoren in unserem Körper andocken, so können sie nicht die körpereigenen Hormone ersetzen. Besonders problematisch ist, dass sie auch andere, eher ungünstige Rezeptoren besetzen. Daher kann es sein, dass sie eventuell auch schaden. Zwar gibt es einige wirksame pflanzliche Präparate besonders für die Wechseljahre, sie gleichen allerdings keinen Hormonmangel aus, auch wenn es Frauen gibt, die gerade zu Beginn der Wechseljahre von diesen pflanzlichen Stoffen profitieren. Derzeit wird untersucht, wie Pflanzen genau wirken und wie man sie eventuell gezielt einsetzen kann.

4. Hormone – auch ihre Abbauprodukte wirken

Hormone wirken selbst dann noch, wenn sie von unserem Körper wieder abgebaut werden. Sie sollten deshalb bei „Abbauprodukten“ nicht gleich an Überflüssiges denken, das so schnell wie möglich entsorgt werden muss. Wenn Hormone abgebaut werden, dann entstehen neue Verbindungen, die wir für unsere Gesundheit dringend benötigen und die alles andere als überflüssig sind.

Dieser Abbauprozess funktioniert allerdings nur mit den Hormonen, die unser Körper selbst produziert, und mit bioidentischen Hormonen, weil sie baugleich mit unseren körpereigenen Hormonen sind. Nur dann können Hormone so verwertet werden, dass sie alle ihre gesundheitsfördernden Aufgaben erfüllen. Hormonähnliche Medikamente wie die Antibabypille können hier nicht mithalten, weil ihre biochemischen Strukturen nicht passen. Hormonähnliche Medikamente können keine gesunden Abbauprodukte herstellen, sie blockieren wichtige Stoffwechselwege mit dem Ergebnis, dass dem Körper wichtige Substanzen fehlen. Das kann zu gesundheitlichen Problemen führen und im schlimmsten Fall zu schweren Erkrankungen. Manchmal ist aber auch bei unseren körpereigenen Hormonen das Gleichgewicht der Abbauprodukte gestört; ist das der Fall, besteht die Gefahr, ernsthaft krank zu werden.

Abbauprodukte von Östrogenen und Brustkrebs

Einige Abbauprodukte von Östrogenen stehen im Verdacht, Brustkrebs zu fördern. Besonders schlecht scheint sich hier das sogenannte Östron auf die Gesundheit der Brust auszuwirken. Studien haben gezeigt, dass hormonabhängiger Brustkrebs besonders durch die beiden Verbindungen mit dem Namen 4- und 16-Hydroxy-Östron begünstigt wird.

Es gibt aber zum Glück noch weitere Abbauprodukte, die die Brust schützen. Das Quartett aus 2-Hydroxy-Östron, 2-Methoxy-Östron, 4-Methoxy-Östron und Östriol kann den Schaden, den die „Bösewichte" ausrichten, in Grenzen halten. Zum Glück lässt sich das Verhältnis zwischen „guten" und „schlechten" Abbauprodukten recht einfach beeinflussen.

Die echte Brustkrebsvorsorge

Wenn Sie Indol-3-Carbinol (I3C) oder Diindolylmethan (DIM), ein Stoff, der in Kohlsorten vorkommt, zu sich nehmen, dann verschieben sich die erwähnten Abbauprodukte zugunsten der „Guten". Unterstützen lässt sich dieser Prozess noch mit Vitamin B6, Folsäure und Omega-3-Fettsäuren, denn auch sie fördern die gesunden Abbauprodukte. Damit können Sie selbst mit Nahrungsergänzungsmitteln und Vitaminen dem Brustkrebs vorbeugen, noch bevor er entstanden ist. Sie tun sich zudem etwas Gutes, wenn Sie ein Gläschen weniger trinken, denn regelmäßiger Alkoholkonsum verschiebt das Verhältnis deutlich hin zu den „schlechten Östrogenen".

In welchem Verhältnis diese Abbauprodukte zueinanderstehen, welche Menge von den „guten" und von den „schlechten" produziert wird, kann durch eine Urinuntersuchung festgestellt werden. Sie bietet sich an für Frauen, die unter folgenden Beschwerden und Erkrankungen leiden:

- Zyklusstörungen
- Prämenstruelles Syndrom (PMS)
- Häufiges Brustspannen
- Zystenbildung in der Brust
- Brustkrebs
- Endometriose
- Uterusmyome (Zysten der Eierstöcke)
- Eierstockkrebs
- Unfruchtbarkeit
- Migräne
- Sexuelle Unlust
- Übergewicht
- Cellulite

Auch für Frauen, in deren Familie östrogenabhängige Tumore aufgetreten sind, kann diese Untersuchung hilfreich sein. So können sie, falls nötig, gezielt und sogar recht einfach das Krebsrisiko reduzieren. Aus unserer Sicht wäre es sehr sinnvoll, wenn bei jeder Behandlung mit Hormonen auch die Abbauprodukte gemessen würden. Das gilt für die Verhütung mit der Antibabypille genauso wie für andere hormonähnliche Medikamente und selbstverständlich auch für die Behandlung mit bioidentischen Hormonen.

Abbauprodukte von Testosteron und Prostatakrebs

Eine gutartige oder bösartige Prostatavergrößerung darf nicht mit Hormonen behandelt werden, das ist der aktuelle schulmedizinische Standard. Diese Einstellung scheint sich aber langsam zu ändern. Betrachtet man nämlich, in welchem Alter sich die Prostata verändert, so fällt auf, dass es sich nur äußerst selten um ein Problem von jungen Männern handelt. Es sind vielmehr ältere oder alternde Männer, die unter einer Veränderung der Prostata zu leiden haben. Bei älteren Männern sinken die Hormonspiegel, was bei der Frage, wie eine erkrankte Prostata bestmöglich zu behandeln sei, immer mehr in den Mittelpunkt rückt. Aktuelle Studien aus Amerika zeigen, dass eine Anti-Hormontherapie, wodurch der Testosteronspiegel bei Prostatakrebs künstlich abgesenkt wird, nicht immer hilfreich ist. Zuerst verkleinern die Metastasen sich unter der Anti-Hormontherapie zwar, im weiteren Verlauf kommt es jedoch zu einem erneuten Tumorwachstum. Das wird auf eine zunehmende Testosteronempfindlichkeit der Tumorzellen zurückgeführt. In kleinen Studien wird derzeit untersucht, wie Hormone auf eine veränderte Prostata wirken. Zwar stehen hier noch viele Ergebnisse aus, eines jedoch ist jetzt schon klar: Ein hormonelles Abbauprodukt ist schuld an der Veränderung der Prostata. Sein Name ist Dihydrotestosteron. Es gehört zur Gruppe der Androgene und es ist das eigentlich wirksame Testosteron, denn Testosteron wird erst mithilfe eines Enzyms in das biologisch aktive Dihydrotestosteron (DHT) umgewandelt.

DHT hat viele Wirkungen, z. B. auf den Bartwuchs bei Männern, aber auch auf die Talgdrüsen, und es wird für die anlagebedingte Form des Haarausfalls verantwortlich gemacht. Vor allem aber lässt DHT die

Prostata wachsen. Deshalb werden in der herkömmlichen Therapie Medikamente (Finasterid®, Dutasterid®) verabreicht, die das Enzym hemmen, dass aus Testosteron das hochwirksame DHT macht. Diese Medikamente haben allerdings viele Nebenwirkungen. Es kommt erschwerend hinzu, dass sie auch dort Schaden anrichten, wo das Hormon Progesteron in seine psychisch wirksamen Bestandteile umgewandelt wird. Weil DHT offenbar auf das gleiche Enzymsystem angewiesen ist wie Progesteron, scheint ein Therapieversuch mit Progesteron hier sinnvoll. Wird Progesteron eingenommen, dann konkurriert es mit Testosteron um die gleichen Enzyme, mit dem Ergebnis, dass weniger Testosteron in DHT umgewandelt werden kann. Deshalb kann bei Problemen mit der Prostata eine Therapie mit Progesteron durchaus sinnvoll sein. Auch hier ist nochmals der Hinweis angebracht, dass die Prostata eine eigene Bakterienflora besitzt – diese kann hilfreich oder belastend sein. Sie scheint Einfluss auf den hormonellen Stoffwechsel der Prostata zu nehmen und richtet sich an der Darmflora – und damit an der Ernährung – aus. Wie aktuell auch an vielen anderen Erkrankungen ersichtlich wird, spielen der Darm und unsere Ernährung eine deutlich komplexere Rolle als bis dato angenommen wurde.

Abbauprodukte von Progesteron und die Psyche

Das Hormon Progesteron wird in Dihydroprogesteron und Allopregnanolon abgebaut. Diese beiden Substanzen wirken auf einen Rezeptor im zentralen Nervensystem, es ist der sogenannte GABA-Rezeptor (Gamma-Aminobuttersäure). Dieser Rezeptor kommt sowohl im Gehirn als auch im Rückenmark vor und wirkt hemmend und beruhigend auf das zentrale Nervensystem, deshalb ist er auch das Ziel einiger Antidepressiva und Beruhigungsmittel. An diesen Rezeptor docken die beiden Abbauprodukte des Progesterons an und zeigen Wirkung.

Progesteron, ein natürliches Antidepressivum

Dihydroprogesteron und Allopregnanolon beruhigen uns, sie helfen uns dabei, Stress schneller abzubauen, sie können Ängste auflösen und sorgen für Entspannung. Studien konnten zeigen, dass Progesteron sich auf Angststörungen, stressbedingte Schlafstörungen und depressive

Verstimmungen sehr günstig auswirken kann. Dieser Effekt lässt sich jedoch nicht über ein Gel, eine Creme oder ein Pflaster erreichen, denn um Progesteron in seine Abbauprodukte umzubauen, sind bestimmte Enzymsysteme notwendig. Diese sind zwar auch in der Haut vorhanden, allerdings nicht in ausreichender Menge. Das Progesteron muss daher über die Schleimhaut aufgenommen werden, um von den positiven psychischen Wirkungen zu profitieren. Nur unsere körpereigenen Hormone und bioidentische Hormone können vom Körper in diese Abbauprodukte umgewandelt werden. Das ist auch ein Grund dafür, warum viele Frauen, die mit der Antibabypille verhüten, unter Depressionen, Angststörungen oder anderen psychischen Problemen leiden. Die Abbauprodukte des Progesterons sind für eine stabile Psyche sehr wichtig.

Schilddrüsenhormone und reverses T3

Die Schilddrüse produziert zwei wichtige Hormone, die für fast alle Körperfunktionen notwendig sind. Sie heißen Thyroxin (T4) und Trijodthyronin (T3). Thyroxin (T4) wird vom Körper gespeichert und je nach Bedarf in seine biologisch wirksame Form umgebaut: in freies Trijodthyronin (fT3). Bei der Umwandlung des Speicherhormons T4 in die aktive Form T3 entsteht als Abbauprodukt auch ein kleiner Teil T3, der nicht biologisch wirksam ist, das sogenannte „reverse" T3 (rT3). Das ist ein ganz natürlicher Vorgang, und weil es in der Regel nur in kleinen Mengen gebildet wird, stellt es auch kein Problem dar. Allerdings kann es passieren, dass bei der Umwandlung von T4 in T3 zu viel reverses T3 gebildet wird und zu wenig von dem wichtigen – weil biologisch wirksamen – freien T3. Ist das der Fall, dann liegt eine sogenannte Konversions- bzw. Umwandlungsstörung vor.

Doch wie kommt es überhaupt dazu, dass nicht mehr ausreichend aktives freies T3 gebildet werden kann? Chronische Entzündungsprozesse oder Diabetes mellitus können genauso die Ursache sein wie eine Leberzirrhose oder eine Gebärmutterentfernung – denn unter anderem in der Leber und der Gebärmutter wird T4 in T3 umgewandelt. Aber auch chronische Erschöpfungszustände sowie körperlicher und psychischer Stress können zu dieser Störung führen. Ausgedehnte Diäten und

Medikamente können weitere Auslöser sein. Hierzu gehören besonders Beta-Blocker, Kortisonpräparate und andere Herz-Kreislauf-Medikamente, die die Umwandlung hemmen können und dazu führen, dass zu viel reverses T3 gebildet wird.

Das reverse T3 besetzt die gleichen Rezeptoren wie das biologisch wirksame freie T3. Das ist schlecht, weil im Körper bestimmte Funktionen dann nicht mehr richtig ablaufen können, für die das biologisch wirksame freie T3 zuständig ist. Dadurch kommt es zu den Symptomen einer Schilddrüsenunterfunktion. Diese Situation wird noch einmal dadurch verstärkt, dass die Hypophyse, die die ausgeschüttete Schilddrüsenhormonmenge steuert, die Information erhält, dass ausreichend freies T3 im Blut vorhanden sei. Die Information, dass dieses zirkulierende freie T3 jedoch nicht an den Rezeptorstellen andocken kann, weil diese durch das reverse T3 bereits besetzt sind, erhält sie fatalerweise nicht. In der Folge werden noch weniger Schilddrüsenhormone produziert – ein Teufelskreis entsteht. Dieses Phänomen wird als „Low-T3-Syndrom“ bezeichnet.

Wenn die Therapie mit einem T4-Medikament (z. B. L-Thyroxin®) nicht hilft oder wenn bei einem normalen oder leicht erniedrigten TSH-Spiegel noch immer Beschwerden einer Schilddrüsenunterfunktion auftreten, dann sollte das reverse T3 bestimmt werden. Das bringt nicht selten Licht ins Dunkel, vor allem dann, wenn die Schilddrüsenwerte nicht zu den Beschwerden der Betroffenen passen. Das reverse T3 ist auf jeden Fall ein nicht zu unterschätzender Wert in der Schilddrüsendiagnostik geworden. Allerdings entspricht er noch nicht den gängigen Standards. Sie sollten Ihren Arzt darauf ansprechen, wenn Sie vermuten, dass Ihre Beschwerden damit zu tun haben könnten. Eine Umwandlungsstörung kann, so die Erfahrung in unserer Praxis, gut mit einem Kombinationspräparat aus T3 und T4 (z. B. Prothyrid® oder Novothyral®) oder natürlichen Schilddrüsenhormonen behandelt werden.

Hier liegen oft die Grenzen der klassischen Therapie mit L-Thyroxin (T4). Ungefähr 20 % der Patienten, die mit L-Thyroxin (T4) bei einer Unterfunktion der Schilddrüse eingestellt sind, haben trotz der Einnahme eine Symptomatik, die zu einer Unterfunktion passt. Ursächlich scheint hier eine nicht ausreichende Umwandlung von T4 in das wirksame T3 zu sein oder eben eine Fehlumwandlung in das sogenannte reverse T3 (rT3). In diesem Fall hat sich die Einnahme natürlicher Schilddrüsenhormone bewährt. Diese Präparate werden auf der Basis von Schweineschilddrüsen hergestellt und sind nach meiner Erfahrung deutlich effektiver als die klassischen T4-Präparate, und sie können zudem noch deutlich niedriger dosiert werden. Diese Umstellung sollte jedoch in einer mit der Thematik erfahrenen ärztlichen Praxis erfolgen. Bei der Verschreibung muss hier besonders auf die Qualität der Schweineschilddrüsenpräparate (NDT für *Natural Desiccated Thyroid*) geachtet werden. Es gibt nur wenige Apotheken, die diese hohe Qualität anbieten. Übrigens sind NDT allesamt verschreibungspflichtig. Nicht verschreibungspflichtige Präparate aus dem Internet ermöglichen keine sichere oder erfolgreiche Therapie.

5. Schlucken, cremen oder lutschen? So wirken bioidentische Hormone

Eine Salbe wirkt anders als eine Tablette. Das ist klar. Wie schnell wiederum eine Infusion uns ins Reich der Träume befördern kann, haben Sie vielleicht auch schon einmal erlebt. Auch bei bioidentischen Hormonen gibt es diese Unterschiede in der Wirkung. Sie können blitzschnell wirken, aber auch langsam und stetig. Das hängt ganz davon ab, wie sie angewendet werden. Ein Narkosemittel hat oft eine prompte Wirkung. Direkt über das Blut verabreicht, schaltet es Ihr Bewusstsein manchmal schon aus, noch bevor Sie bis zehn zählen können. Für eine anstehende Untersuchung oder Operation ist eine solch schnelle Wirkung sinnvoll und wichtig.

Bei Hormonen ist es aber anders. Die verwendeten bioidentischen Hormone sollen möglichst gleichmäßig wirken. So, wie die Hormone, die unser Körper selbst herstellt. Idealerweise sollten sie auch so angewendet werden, dass sie den natürlichen Prozess in unserem Körper imitieren. Um besser verstehen zu können, wie genau diese Stoffwechselprozesse ablaufen und welche Art der Verabreichung am besten geeignet ist, gehen wir im Folgenden etwas näher darauf ein.

In unserem Körper werden in den Hoden von Männern und in den Eierstöcken von Frauen Geschlechtshormone produziert. Diese Hormone müssen an alle möglichen Stellen im Körper gelangen, an denen sie wirken sollen. Das gelingt, indem sie sich an spezielle Eiweiße heften und so über die Blutbahn dahin gelangen, wo sie wirken sollen.

Welche Form der Verabreichung kommt nun dem, was in unserem Körper passiert, am nächsten? Hier ist wichtig, zu wissen, dass es große Unterschiede im Hinblick auf die Wirkungen gibt, die – je nachdem, wie die Hormone angewendet werden – sich stark voneinander unterscheiden können. Es gibt Hormone, die Sie ohne Weiteres schlucken können, und wieder andere, die deutlich effektiver wirken, wenn sie über die Haut oder Schleimhaut aufgenommen werden. Alle Hormone prinzipiell als Kapsel zu schlucken, ist selten ideal. Sie gelangen dann zu schnell über den Verdauungstrakt und das Lymphsystem in den Körper und erreichen nach kurzer Zeit eine hohe Konzentration, die aber auch extrem schnell wieder absinkt. Um in diesem Fall eine ausreichende Wirkung der Hormone zu erzielen, müssen sehr hohe Dosierungen eingenommen werden. Damit entstehen in kurzer Zeit jedoch auch große Mengen an Abbauprodukten, was allerdings nur bei manchen Hormonen, wie bei Progesteron, wünschenswert ist. Bei Östradiol sind beispielsweise keine großen Mengen an Abbauprodukten erwünscht, da es zum ungünstigen Östron abgebaut werden kann. Deshalb sollten Östrogene, genauso wie Testosteron, besser nicht geschluckt werden bzw. langsam vom Körper aufgenommen werden. Hier bieten sich Einnahmeformen an, die eine langsame Freisetzung der Wirkstoffe ermöglichen.

Eine Ausnahme stellt hier, wie bereits erwähnt, das Progesteron dar. Wenn Sie nur Progesteron benötigen, können Sie es ohne Probleme als Kapsel schlucken. Progesteron wird häufig in hohen Dosierungen von mindestens 100 mg benötigt. Eine solche Dosis lässt sich kaum über ein Auftragen auf der Haut erreichen. Das Gute an den verschiedenen Anwendungsformen von Progesteron ist, dass sich dadurch unterschiedliche Wirkungen erzielen lassen, was Sie für Ihre individuellen Bedürfnisse nutzen können. Wenn Sie sich aufgrund eines Progesteronmangels psychisch schlecht fühlen und Progesteron als Antidepressivum einsetzen möchten, dann sollten Sie es am besten als Kapsel schlucken. Dabei wird das Hormon im Verdauungstrakt verstoffwechselt (metabolisiert), bevor es in den systemischen Kreislauf gelangt. Der Stoffwechsel von Progesteron kann zu Abbauprodukten führen, etwa Allopregnanolon, die ebenfalls eine biologische Aktivität aufweisen. Allopregnanolon wird mit antidepressiven und angstlösenden Eigenschaften in Verbindung gebracht und könnte eine Rolle bei der Wirkung von Progesteron auf die Stimmung spielen. Bei körperlichen Symptomen, die auf einen Progesteronmangel zurückzuführen sind, ist es besser, wenn das Progesteron über die Schleimhäute aufgenommen wird, dafür kann es vaginal eingeführt werden oder Sie lassen es in Form von Lutschtabletten im Mund zergehen. Über die Schleimhaut wird Progesteron viel langsamer aufgenommen und wirkt dann langanhaltender. Gerade gynäkologische Probleme lassen sich mit der vaginalen Applikationsform besser behandeln.

Der natürliche Weg unserer Geschlechtshormone führt also über die Lymphe und das Blut. Egal, ob Hormone als Kapsel geschluckt werden, ob sie gelutscht, eingecremt oder vaginal verwendet werden, sie gelangen immer ins Lymphsystem. Das Lymphsystem verteilt die Hormone dann bis ins Blut, wo sie letztlich nach ihrer mehrstündigen Reise durch den Körper von der Leber abgebaut werden, ohne die Leber jedoch nennenswert zu belasten. Ob Hormone schnell oder eher langsam im Körper ankommen und wie schnell sie von der Leber abgebaut werden, hängt also ganz davon ab, wie sie angewendet werden. Die Haut oder auch die Schleimhaut übernehmen hierbei eine Art Puffer- oder Zwischenspeicherfunktion. Das hat den Vorteil, dass die Hormonkonzentration im Blut nicht so schnell ansteigt und auch nicht so schnell wieder abgebaut wird. Und genau das sollte idealerweise erreicht werden. Der Königsweg von bioidentischen Hormonen führt deshalb hauptsächlich über die Haut oder Schleimhaut – und nicht durch den Verdauungstrakt!

Der Weg über unsere Haut bzw. Schleimhaut ermöglicht also gleichmäßigere Hormonspiegel im Blut. Das ist schon einmal vorteilhaft. Hormonhaltige Cremes und Gels stellen damit eine ideale Anwendungsform dar. Allerdings mit einem Haken: Hormone auf die Haut aufzutragen, ist nur dann ideal, wenn Sie lediglich kleine Mengen an Hormonen benötigen. Müssen Sie jedoch größere Defizite ausgleichen, insbesondere wenn Sie unterschiedliche Hormone benötigen – was meist der Fall ist –, dann tauchen einige Schwierigkeiten auf. Creme und Gel können in diesem Fall sowohl unpraktisch als auch teuer werden. Vor allem ist eine genaue Dosierung über die Haut problematisch, da das Eincremen nicht „standardisiert“ ist. Sind Sie zu ungeduldig, landet die Creme mit den Hormonen in der Kleidung. Verwenden Sie für die normale Hautpflege rückfettende Waschlotionen, Körperlotionen oder benutzen Sie das immer gleiche Hautareal für die Applikation, dann wird die Aufnahme der Hormone behindert. Bei der Anwendung von Cremes und Gels ist also ein wenig Achtsamkeit notwendig, damit Sie auch davon profitieren.

Gerade bei dieser Anwendungsform kommt noch hinzu, dass nur ein geringer Anteil der Hormone, die sich darin befinden, von unserem Körper aufgenommen wird. Vermutlich sind es nur etwa 10 bis 20 Prozent, die im Körper ankommen und wirksam werden. Und es kommt noch etwas anderes erschwerend hinzu: Eine Creme oder ein Gel kann nur begrenzt mit Hormonen „beladen“ werden. Das ist ganz wie bei einer Tablette, auch dort muss der eigentliche Wirkstoff so „verpackt“ werden, dass er haltbar ist, gut vom Körper aufgenommen werden kann und vor allem, dass die Dosierung stimmt. Eine hormonhaltige Creme oder ein Gel besteht also nicht zu einhundert Prozent aus Hormonen, sondern vor allem aus Trägersubstanzen. Dieser Faktor muss bei der Anwendung berücksichtigt werden; eine kleine Beispielrechnung macht das deutlich: Maximal 100 Milligramm eines Hormons können derzeit in einem Gramm (also 1000 Milligramm) Creme oder Gel untergebracht werden.

Was bedeutet das für Ihre Anwendung? Ganz einfach: Wenn Sie etwa 100 mg Progesteron täglich benötigen, dann müssen Sie mindestens fünf Gramm Creme oder Gel aufgetragen. Das kann sehr unpraktisch werden. Sie verbrauchen nämlich nicht nur viel Creme, sondern sie braucht auch noch lange, bis sie eingezogen ist. Gel ist zwar praktischer, weil es schneller einzieht, Sie sollten aber bedenken, dass der größte Anteil des Gels aus einer Trägersubstanz besteht, die häufig Alkohol enthält. Daher ist es ratsam, nicht immer die gleichen Körperstellen einzucremen, damit die Haut nicht empfindlich reagiert. Sie können die unbehaarten Innenseiten der Oberschenkel verwenden, die Innenseiten der Arme, den Bauch oder auch die Schultern.

Hormonhaltige Cremes und Gels bieten sich immer dann an, wenn nur kleine Mengen Hormone benötigt werden, wenn Sie also beispielsweise am prämenstruellen Syndrom (PMS) leiden und neben Progesteron, das Sie auch als Kapsel nehmen können, Östriol und Östradiol benötigen. Von diesen Östrogenen werden in diesem Fall nur kleine Mengen benötigt, die Sie individuell nach Ihren Bedürfnissen auch als Creme oder Gel anwenden können. Manche Frauen leiden bei hormonellen Störungen in den Wechseljahren oder auch schon in jüngeren Jahren lediglich an einer sehr trockenen Scheide. Auch hier sind Sie gut beraten, eine Östriol-Creme vaginal anzuwenden. Gleichzeitig kann hier aber auch schon ein Hinweis auf einen deutlichen Östrogenmangel vorliegen.

Die Schleimhaut – der beste Weg für Hormone

Es gibt jedoch eine Möglichkeit, um fast 100 Prozent der Hormone aufzunehmen, und das ist der Weg über die Schleimhaut. Wenn Sie unterschiedliche Hormone oder größere Mengen benötigen, dann sind Schmelz- bzw. Lutschtabletten (sogenannte „Lozenges") genau das Richtige. Denn über die Mundschleimhaut werden nahezu 100 Prozent der Hormone aufgenommen – die Körperhaut kann dagegen nur etwa 10 bis 20 Prozent der Hormone aufnehmen.

Das gelingt jedoch nur, wenn die Schmelztabletten auch richtig angewendet werden – und zwar werden sie in die Wangentasche gelegt. Dort lösen sie sich langsam auf. Sie können sie auch unter der Zunge zergehen lassen, hier besteht jedoch die Gefahr, dass durch die häufige Bewegung der Zunge die Schmelztablette indirekt gelutscht wird. Die Bezeichnung „Lutschtabletten" ist also ein wenig irreführend, denn die weichen Dragees lösen sich nach einer bestimmten Zeit ganz von selbst im Mund auf und die freigesetzten Hormone dringen in die Schleimhaut ein. Der Zeitfaktor ist für die Wirkung der Schmelztablette wichtig. Wenn Sie sie wie ein Bonbon innerhalb von fünf Minuten weglutschen, werden die Hormone zu schnell freigesetzt und gelangen somit auch zu schnell in den Körper, und damit reduziert sich die Wirkung erheblich. Die Hormone sollen langsam durch die Mundschleimhaut ihren natürlichen Transportweg über die Lymphbahn nehmen. Es ist weder schlimm noch gefährlich, wenn ein Teil der Hormone mit dem Speichel in den Magen gelangt, aber Sie profitieren einfach nicht von der ganzen Hormonmenge, wenn Sie die Schmelztabletten in nur wenigen Minuten auflösen, denn so geht auch ein großer Teil der Wirkung verloren.

Werden die Hormone zu schnell aufgenommen, gibt es einen kurzen und heftigen Anstieg der Hormonkonzentration im Blut. Möglicherweise lassen Ihre Beschwerden dann nicht nach oder bessern sich nur für einige Stunden. Daher ist es wichtig, dass die Lutschtablette sich von selbst auflöst. Meistens dauert es (und das sollte es auch) 30 bis 45

Minuten, bis die Schmelztablette sich im Mund komplett aufgelöst hat. Es reichen dann geringe Dosierungen der Hormone, um viel für Ihre Gesundheit zu erreichen. Ihr Hormonspiegel im Blut steigt nur langsam, aber dafür stetig an, und kann ebenso langsam und stetig wirken.

Die Wirkung einer Lutschtablette hält etwa 8 bis 24 Stunden an. Daher kann es sinnvoll sein, die Gesamtmenge auf zwei Einzeldosen aufzuteilen. Insbesondere wenn Sie unter Schlafstörungen und Hitzewallungen in der Nacht leiden, ist eine Dosis am Abend notwendig. Wenn Sie die Tabletten absetzen, lässt die Wirkung bereits am folgenden Tag nach, da die Wirkdauer begrenzt ist. Die Einnahme bioidentischer Hormone erfolgt also nicht über einen begrenzten Zeitraum, wie man das von Medikamenten kennt, sondern in der Regel ein Leben lang, um auch beschwerdefrei zu bleiben. Nur wenn ein altersentsprechender Wirkspiegel aufgebaut ist, kann man von den gesundheitlichen Wirkungen profitieren. Es steht Ihnen natürlich frei, die Hormone einfach einmal abzusetzen, um zu überprüfen, ob sie noch wirken und einen für Sie spürbaren Nutzen haben. Es ist wahrscheinlich, dass nach spätestens zwei bis drei Tagen die „alten Geister“ wieder kommen. Sie sind also jederzeit „Frau“ der Therapie.

Häufig wird bei Schmelztabletten kritisiert, dass die Hormone auch in den Magen-Darm-Trakt gelangen können, dort nicht mehr wirksam sind und dazu die Leber belasten. Bei richtiger Anwendung, wenn die Tabletten sich also über einen Zeitraum von 30 bis 45 Minuten selbst auflösen können, kommt es zu einer entsprechend langsamen und gleichmäßigen Aufnahme der Hormone in den Körper – und das ist entscheidend. Diese langsame Aufnahme über die Mundschleimhaut bewirkt, dass auch geringe Hormonmengen ausreichend sind! Lutschen Sie die Hormone zu schnell, wird automatisch viel Wirkstoff mit dem Speichel in den Magen-Darm-Trakt gelangen, dort viel zu schnell in den Körper aufgenommen und auch schnell wieder abgebaut, weil der Körper die in kürzester Zeit in die Höhe geschossenen Blutspiegel nicht mag. Das vermindert die Wirkung und ist vergleichbar mit dem Trinken von einem Liter Wasser in nur zwei Minuten oder aber Schluck für Schluck über einen Zeitraum von mehreren Stunden. Stürzen Sie den ganzen Liter in kürzester Zeit herunter, werden Sie nach zehn Minuten schon das erste Mal Urin lassen müssen. Trinken Sie das Wasser im Verlauf von mehreren Stunden, ist seine Verweildauer im Körper länger.

Das Märchen mit der Leberbelastung stammt aus einer Zeit, als Bodybuilder hormonähnliche Medikamente, etwa künstliches Testosteron, für den Muskelaufbau oral eingenommen haben. In der Tat wurde dieses künstliche Testosteron in der Leber zu giftigen Abbauprodukten umgebaut, die die Leber belasten. Bei bioidentischen Hormonen kann das jedoch nicht passieren. Sie belasten die Leber nicht – zumindest nicht mehr als ein Apfel oder eine Möhre.

Ein weiterer Vorteil von Schmelztabletten ist die individuell anpassbare Dosierung der enthaltenen Hormonmenge. Das ist wichtig, da die Dosierung natürlich zu Ihrem Stoffwechsel, zu Ihrem Laborbefund und Ihren Beschwerden passen muss. Ebenfalls praktisch ist die mögliche Kombination mehrerer Hormone. Das ist in aller Regel sinnvoll. Wie bereits erwähnt, sollte Östradiol möglichst mit Progesteron kombiniert werden. Da bei Störungen im weiblichen Hormonsystem oft nicht nur diese beiden Hormone betroffen sind, ist es eher die Regel als die Ausnahme, dass noch weitere Hormone ersetzt werden müssen – etwa Östriol, Testosteron, DHEA und Pregnenolon. Bei Männern kann neben Testosteron und Progesteron ebenfalls DHEA, Östradiol und Pregnenolon gleichzeitig ersetzt werden.

6. Blut oder Speichel? So funktioniert die Hormonmessung

Wenn es um die Bestimmung der Geschlechtshormone geht, sollte ein Blutbild derzeit noch immer die erste Wahl sein. Wer sich mit dem Thema bioidentische Hormone beschäftigt, stößt schnell auf eine relativ neue Form der Hormonmessung: den Speicheltest. Beim Speicheltest wird Speichel in einem kleinen Röhrchen gesammelt und der Hormonstatus wird daraus bestimmt. Für die Bestimmung von Geschlechtshormonen ist der Speicheltest allerdings aus mehreren Gründen leider noch nicht optimal.

Grundsätzlich hätte diese einfache Methode natürlich viele Vorteile: keine schmerzhafte Blutentnahme, kein Arztbesuch, der mit Wartezeiten verbunden ist. Für den Speicheltest kann man sich einfach ein Röhrchen nach Hause schicken lassen, etwas Speichel aus der Mundhöhle sammeln und das Ganze dann ins Labor schicken. Die Bequemlichkeit dieser Methode ist ein echter Pluspunkt. Ob sie aber die gewünschten Ergebnisse liefert, steht auf einem anderen Blatt. Wir haben nach anfänglicher Begeisterung einige Mängel festgestellt. Wenn Sie sich für den Speicheltest zum Messen der Geschlechtshormone entscheiden, sollten Sie zumindest seine Grenzen kennen.

Der Speichel ist – im Gegensatz zum Blut – eine Körperflüssigkeit, mit der in der Medizin beim Messen von Geschlechtshormonen nur wenige Erfahrungswerte vorliegen. Erfahrungswerte sind aber sehr wichtig, um die Werte interpretieren zu können. Wie verhalten sich die Speichelhormone im Tagesverlauf – gibt es Schwankungen? Eignen sich Speichelhormone für die Therapiekontrolle? Wie viel Zeit muss zwischen der Einnahme der Hormone und einer Speichelhormonmessung liegen? Was wird genau gemessen? Es gibt Untersuchungen, die zeigen, dass die Speichelhormonwerte nicht mit den Blutwerten und auch nicht mit den Urinwerten übereinstimmen! Blut- und Urinwerte stimmen jedoch überein und bestätigen sich gegenseitig. Weiterhin misst der Speicheltest hinsichtlich des Östradiols auch die Abbauprodukte oder sogar Östron und Östriol mit, ohne hier zu unterscheiden. Dies kann falsch hohe Östrogenwerte ergeben, obwohl eigentlich ein Östrogenmangel vorliegt. Genaue Werte entstehen in der Speichelhormonmessung nur dann, wenn vor der labortechnischen Analyse das zu messende Hormon aus der Speichelprobe extrahiert wurde. Sogenannte Matrixeffekte sollen vermieden werden. Dann kann tatsächlich die exakte Menge bestimmt werden. Dies ist technisch jedoch sehr anspruchsvoll und extrem teuer und wird nur im Rahmen der Forschung so gehandhabt. Die üblichen in der EU angebotenen Speichelmessungen verzichten auf dieses Vorgehen. Ohne stimmige Erfahrungswerte fällt eine Einordnung der gemessenen Speichelhormone deshalb schwer.

Im Speichel enthaltene Hormone signalisieren dem Partner beim Küssen z. B. Fruchtbarkeit über hohe Östradiolwerte oder Potenz über den Testosteronspiegel. Gleichzeitig tauschen wir beim Küssen die Hormone aus und können so gegenseitig von unseren Hormonspiegeln „profitieren". Das legt den Verdacht nahe, dass gerade der Speichel hinsichtlich der Hormone eine besondere Rolle spielt und damit nicht stellvertretend für die Bluthormonkonzentration stehen kann. Wenn wir also möglichst aussagekräftige Ergebnisse haben möchten, dann ist derzeit das Blutbild noch immer die Nummer eins.

Speicheltests können nicht alle Hormone unterscheiden

Mit einem Speicheltest lassen sich die Hormone generell nicht exakt messen (mit Ausnahme von Cortisol) und die wichtigen Abbauprodukte von Hormonen nicht unterscheiden. Aus therapeutischer Sicht ist das nicht unwichtig, denn nicht alle dieser Abbauprodukte sind ungefährlich, wie Sie wissen. Zudem muss die Gruppe der Östrogene genau unterschieden werden können, denn manche Östrogene sollten in möglichst geringer Konzentration vorhanden sein oder in einem bestimmten Verhältnis zueinanderstehen, weil sie sonst Krebs auslösen können. Das Messergebnis eines Speicheltests ermöglicht hier aber keine Unterscheidung und Abbauprodukte können leider gar nicht erfasst werden. Das ist von großem Nachteil und führt oft zu folgender Situation, wie wir sie in der Praxis erleben: Eine Patientin leidet an Wechseljahresbeschwerden und bringt das Ergebnis ihres Speicheltests zu ihrem ersten Termin mit. Ihr wurde Progesteron verordnet, was aber nur wenige Beschwerden lindern konnte. Laut Speicheltest ist das „Östradiol" viel zu hoch. Weil es aber unterschiedliche Östrogene gibt und der Test selbst technisch fehlerhaft ist, stellt sich nun die wichtige Frage, welches Östrogen in welcher Höhe vorhanden ist. Das ist auch deshalb wichtig, weil es nicht nur „gute" und „schlechte" Östrogene gibt, sondern auch wirksame und weniger wirksame Formen. Östriol ist ein guter Schutz für die Brust, es hilft aber leider nicht gegen Hitzewallungen und Schlafstörungen.

Der laut Speicheltest überhöhte Gesamtöstrogenspiegel kann auch dann erhöht sein, wenn nur ein einziges Östrogen, zum Beispiel Östron, oder auch die Abbauprodukte im Überschuss vorliegen. Trotzdem können zeitgleich andere Östrogene fehlen. Tatsächlich leidet die Patientin also unter einem Östrogenmangel, der sich aber als solcher nicht im Speichel messen lässt. Daher ist die alleinige Gabe von Progesteron auch nicht in der Lage, die Symptome des Östradiolmangels – nämlich die Hitzewallungen – zu beheben.

Das Ergebnis im Blutbild der Patientin, der mit einem Speicheltest nicht geholfen werden konnte, sieht folgendermaßen aus: Das schützende 17-Beta-Östradiol ist kaum noch vorhanden, während das weniger erwünschte Östron in ungeahnte Höhen gestiegen ist, was zwar nicht unbedingt typisch für Frauen in den Wechseljahren ist, aber vorkommt. Dieses Ergebnis, also zu viel „schlechtes" Östron und zu wenig „gutes" Östradiol, verlangt aber nach einer gezielten Therapie. Nur Progesteron einzunehmen, reicht hier nicht aus, es konnte die Beschwerden der Patientin nicht beseitigen. Sehr viel mehr an Wohlbefinden und Gesundheitsprophylaxe kann erreicht werden, wenn neben 17-Beta-Östradiol auch das schützende Östriol ersetzt wird, um das hormonelle Gleichgewicht wieder herzustellen und das Brustkrebsrisiko zu senken. Um das gesamte System zu verstehen und die Ursachen für die Beschwerden zu finden, sind also auch andere Hormonwerte nötig, als derzeit im Speichel gemessen werden können. Die folgenden Hormone gehören unbedingt dazu:

Pregnenolon als Basishormon kann im Blut bestimmt werden. Aus Pregnenolon werden fast alle anderen Hormone hergestellt. Deshalb ist es wichtig zu wissen, ob der Körper es in ausreichenden Mengen produziert. Ist das nicht der Fall, kann es auch zu einem Mangel an Progesteron oder Östrogen kommen. Mit Pregnenolon lässt sich also die hormonelle Basis gut unterstützen, weil unser Körper aus Pregnenolon andere Hormone herstellen kann, zum Beispiel auch DHEA.

DHEA (Dehydroepiandrosteron) gilt als das Chamäleon unter den Hormonen. Aus DHEA können sowohl Östrogene gebildet werden als auch Androgene. Die Wirkung von DHEA ist deshalb sehr vielfältig. DHEA hat immunologische Wirkungen und senkt den Insulin- und Cholesterinspiegel. Es senkt das Osteoporoserisiko und kann, da es zu Östrogenen umgebaut wird, sogar einen geringen Östrogenmangel ausgleichen. Kein Wunder also, dass DHEA als Jungbrunnen bezeichnet wird. DHEA ist als häufigstes Steroidhormon im Körper an sehr vielen wichtigen Aufgaben beteiligt.

Androstendion entsteht bei der Synthese von Testosteron oder Östradiol und gehört zur Gruppe der Androgene. Es wird bei Frauen in einer speziellen Schicht in den Eierstöcken und der Nebennierenrinde gebildet und ähnelt in seiner Wirkung dem Testosteron. Androstendion kann, wenn es im Übermaß vorhanden ist, schwerwiegende Erkrankungen verursachen, die bei Frauen z. B. zu Unfruchtbarkeit führen.

Auch die **Steuerungshormone FSH** und **LH** können im Blutbild gemessen werden. Sie werden von unserer Hirnanhangsdrüse (Hypophyse) ausgeschüttet, um die jeweils genau benötigte Hormonmenge einzufordern. Kennt man den Wert der Steuerungshormone, weiß man viel über den „Hormonhunger" des Körpers. So lässt sich auch die individuelle Hormondosierung viel besser einschätzen. Steigt der Wert der Steuerungshormone beispielsweise drastisch an, dann verlangt der Körper nach mehr Geschlechtshormonen. Können diese nicht mehr selbst gebildet werden, steigen die Steuerungshormone trotzdem immer weiter, sie fordern vehement Hormone ein. Sie sind also sehr aussagekräftig, weil sie bei einer bioidentischen Hormonersatztherapie dafür sensibilisieren, wie der Körper die Hormondosierung empfindet.

Auf einen dermaßen hilfreichen Indikator sollte deshalb keinesfalls verzichtet werden, da der FSH-Wert besonders verlässliche Aussagen darüber macht, ob die angewandten bioidentischen Hormone, vor allem im Hinblick auf das „schützende“ Östradiol, überdosiert sind oder nicht. Der FSH-Wert spiegelt bei einer Kontrolle wider, ob der Organismus längerfristig, also rückblickend auf die letzten fünf bis zehn Tage, mit den zugeführten Hormonen ausreichend versorgt ist oder ob die Dosierung zu hoch oder zu niedrig ist. Bei der Messung der Blutwerte erhält man also neben einer Momentaufnahme auch eine Aussage über die letzten fünf bis zehn Tage.

7. Hormone – riskant oder gesund?

Vom berühmten Arzt Paracelsus stammt die Aussage, dass die Dosis das Gift macht. Das trifft, wie bei allen Substanzen, ebenfalls auf die Hormone zu. Auch die körpereigenen Hormone können uns schwer zu schaffen machen. Zu wenig Insulin führt beispielsweise zu Diabetes. Und bei einem Ungleichgewicht im Schilddrüsenhormonhaushalt entsteht eine Über- oder Unterfunktion mit zahlreichen gesundheitlichen Beschwerden. Die Menge der Hormone spielt also eine große Rolle. Das trifft nicht nur auf unsere körpereigenen Hormone, sondern auch auf bioidentische Hormone und sogar auf hormonähnliche Medikamente zu.

Es gibt bis heute keine Studien, die zeigen, dass bioidentische Hormone Krebs verursachen oder das Risiko für Herz-Kreislauf-Erkrankungen erhöhen, wenn sie in natürlichen und altersentsprechenden Dosierungen angewendet werden. Es gibt aber viele Studien, bei denen hormonähnliche Medikamente getestet wurden, durch die es zu schwerwiegenden Nebenwirkungen gekommen ist, z. B. ein erhöhtes Krebsrisiko und Herz-Kreislauf-Erkrankungen wie Schlaganfall und Thrombose. Da in der Regel nicht zwischen bioidentischen Hormonen und hormonähnlichen Medikamenten unterschieden wird, ist es zu einer pauschalen Schlussfolgerung gekommen, die von allen Medien aufgegriffen wurde: Hormone sind gefährlich.

Für viele Frauen steht daher fest, dass sie keine Hormone nehmen. Schließlich wollen sie nicht ernstlich krank werden. Das ist zwar nachvollziehbar, aber leider ein fataler Irrtum, der durch eine oberflächliche Berichterstattung über Hormone zustande gekommen ist. Mit der Folge, dass viele Menschen im Alter unter Erkrankungen zu leiden haben, von denen man weiß, dass man sich mit bioidentischen Hormonen davor schützen könnte. Und genau hier liegt einer der wichtigsten Punkte, der in der Debatte um das Pro und Kontra von Hormonen unbedingt beachtet werden sollte: Es gibt einen Unterschied zwischen der schulmedizinisch untersuchten und angewandten Hormontherapie und der bioidentischen Hormonersatztherapie. Die Differenz liegt in der Bedeutung der beiden Begriffe „Hormontherapie“ und „Hormonersatztherapie“, denn eine „Therapie“ unterscheidet sich grundsätzlich von einem „Ersatz“. Eine Erkrankung wird therapiert. Bei einer Therapie werden teilweise hohe Dosen an Medikamenten verabreicht, um eine Krankheit zu heilen oder zu lindern. Beim Ersatz wird hingegen nur ein Stoff ersetzt, der fehlt. Bei den größten Studien, die mit „Hormonen“ durchgeführt wurden, wurden hormonähnliche Medikamente in der immer gleichen Dosierung verwendet. Es handelte sich hierbei also nicht um den individuellen Ersatz von fehlenden Hormonen. Eine der bekanntesten Studien dazu kommt aus den USA: Die WHI-Studie (Women‘s Health Initiative) ist ein echtes Meisterwerk, weil sie alle Kriterien erfüllt, um wissenschaftlich anerkannt zu werden. Da die WHI-Studie die meistzitierte Studie ist, die bestimmt auch Ihr Frauenarzt kennt und die gerne bemüht wird, um bioidentische Hormone zu verteufeln, möchten wir hier kurz auf die Untersuchung eingehen. Damit eine Studie viel Beachtung findet und viel Gewicht hat, ist es notwendig, auch viele Menschen zu untersuchen bzw. zu behandeln. Zudem muss die gleiche Anzahl an Menschen ein Präparat ohne Wirkstoff erhalten, ein sogenanntes Placebo. Diese Studie wurde „doppelblind“ durchgeführt, das bedeutet, dass weder die Ärzte noch die Patienten wussten, ob sie ein Medikament oder eine wirkungslose Kapselhülle zu sich nehmen. Außerdem muss in einer Studie genau definiert sein, was man durch sie erfahren will, und es muss festgelegt sein, wer behandelt bzw. untersucht werden soll. All diese Kriterien wurden von der WHI-Studie erfüllt.

Die Studie wird von vielen Ärzten genutzt, um die Gefährlichkeit einer Hormontherapie in den Wechseljahren zu belegen. Somit lautet die erste wichtige Information für Sie: Die Teilnehmerinnen der WHI-Studie waren gar nicht in den Wechseljahren, sondern bereits zwischen 50 und 79 Jahre alt – und die Wechseljahre waren sogar ein Ausschlusskriterium. Hormonelle Defizite bei Frauen stellen sich bereits weit vor dem 50. Lebensjahr ein. Die Frauen, die sich bereit erklärten, an der Studie teilzunehmen, waren also weitestgehend in der Postmenopause. Ihre Hormonspiegel waren schon lange Zeit abgesunken und viele Probandinnen litten bereits seit Jahren oder gar Jahrzehnten unter einem Hormonmangel. Es ging daher nicht um eine Behandlung von Wechseljahresbeschwerden.

Was sollte also dann untersucht werden? Die hormonähnlichen Medikamente sollten zeigen, ob Frauen von „Hormonen" profitieren und sich ihr Risiko für Herz-Kreislauf-Erkrankungen und Brustkrebs verringert. Die Frage war also: Schützen Hormone – genauer: hormonähnliche Medikamente – vor altersbedingten Erkrankungen?

Das Ziel der Studie war also nicht, Frauen in den Wechseljahren mit hormonähnlichen oder gar bioidentischen Hormonen zu therapieren, und man wollte auch nicht herausfinden, ob dieser Hormonersatz einen positiven Einfluss auf die Gesunderhaltung im Alter hat. Für die Studie wurden die Studienteilnehmerinnen in zwei Gruppen aufgeteilt, in Frauen mit und Frauen ohne Gebärmutter. In Deutschland ist man übrigens, wie es auch in den USA der Fall war, der Meinung, dass eine Frau, die keine Gebärmutter mehr hat, auch kein Progesteron mehr braucht, denn Progesteron hat ja „nur einen Einfluss auf die Gebärmutter, und wenn diese entfernt wird, ist Progesteron überflüssig". Somit erhielten die Frauen ohne Gebärmutter kein progesteronähnliches Gestagen, sondern nur konjugierte Östrogene. Die Dosierung war bei allen Teilnehmerinnen gleich. Dieser Teil der Studie wurde vorzeitig nach 6,8 Jahren abgebrochen, geplant waren ursprünglich 8,5 Jahre. Der Hauptgrund war das deutlich erhöhte Risiko für Schlaganfälle. Diese Studienteilnehmerinnen kamen noch mit „einem blauen Auge" davon, ganz anders als die Frauen mit Gebärmutter aus der zweiten Gruppe.

Diese erhielten zusätzlich zu den konjugierten Östrogenen (Pferdeöstrogene) noch ein künstliches Progesteron, das sogenannte Medroxyprogesteronacetat. Doch auch die Studie mit dieser zweiten Gruppe wurde nach nur 5,2 Jahren eingestellt, obgleich auch hier 8,5 Jahre geplant waren, denn die Frauen wurden krank und starben deutlich häufiger an Herz-Kreislauf-Erkrankungen und Brustkrebs als die Frauen aus der Placebo-Gruppe, die weder konjugierte Östrogene noch progesteronähnliche Gestagene verabreicht bekommen hatten.

Das ist nur eine grobe Zusammenfassung der Studie und es kamen noch weitere Dinge zum Vorschein. Und dennoch ging im Jahr 2002 nur ein einziger Aspekt durch alle Gazetten und gynäkologischen Sprechzimmer: „Wechseljahreshormone" verursachen Krebs und führen zu Herz-Kreislauf-Erkrankungen – statt davor zu schützen. Daraufhin wurden immer weniger hormonähnliche Präparate verschrieben und auch die Auflagen für ihre Anwendung wurden stark verschärft. Verschrieben werden sie aber auch heute noch. Besonders die so gefährlichen Gestagenpräparate wurden nicht vom Markt genommen und auch die konjugierten Östrogene werden noch immer als oral einzunehmende Tabletten oder Kapseln verordnet, obgleich das gefährlich ist. Östrogene (am besten bioidentische) sollten immer auf dem gesünderen Weg über die Haut oder Schleimhaut mit Verzögerungseffekt angewendet werden. Das Fazit der WHI-Studie war niederschmetternd und wurde leider auf alle Formen von Hormonen übertragen, obwohl nur hormonähnliche und damit problematische Medikamente untersucht wurden.

Mehr als zwei Jahrzehnte nach der Studie gibt es allerdings zwei wichtige und interessante Aspekte. Die ehemaligen Studienteilnehmerinnen wurden weiter beobachtet und die Entwicklung ihrer Gesundheit wurde dokumentiert. Und hier kam es zu einem erstaunlichen Ergebnis: Die Frauen ohne Gebärmutter aus der ersten Gruppe, die nur ein konjugiertes Östrogen erhalten hatten, lebten im Vergleich zu den Frauen aus der Placebogruppe, die keine Hormone eingenommen hatten, häufig länger und litten seltener an Herz-Kreislauf-Erkrankungen. Zudem wurde deutlich, dass nicht die konjugierten Östrogene die alleinigen Übeltäter waren. Das bedeutet zweierlei: Erstens können sogar konjugierte Östrogene vor altersbedingten Erkrankungen wie Herzinfarkt und Schlaganfall schützen, während zweitens künstliche Gestagene das Krebsrisiko und das Risiko für Herz-Kreislauf-Erkrankungen jedoch fördern können.

Da oftmals behauptet wird, Östrogene würden das Brustkrebsrisiko erhöhen, sollten Sie wissen, dass die Ergebnisse der WHI-Studie, genauer gesagt von Phase 2 der WHI-Studie, die 2004 veröffentlicht wurde, zeigen, dass die alleinige Gabe von Östrogenen das Risiko für Brustkrebs im Vergleich zur Placebo-Gruppe verringern kann. Dieses Ergebnis wird durch die Kaplan-Meier-Überlebenskurven* unterstützt. In diesem Arm der WHI-Studie wurde eine Gruppe von postmenopausalen Frauen betrachtet, die entweder Östrogene erhielten oder ein Placebo. Die Analyse der Kaplan-Meier-Kurven zeigte, dass jene Frauen, die Östrogene einnahmen, ein geringeres Risiko für Brustkrebs hatten im Vergleich zu den Frauen aus der Placebo-Gruppe.

Vereinfacht wird deutlich: Die Gefahr steckt in den künstlichen Gestagenen, die in der Pille oder auch in den Hormonspiralen zu finden sind. Östrogene sollten also *immer* mit bioidentischem Progesteron kombiniert werden und nur transdermal über die Haut oder Schleimhaut angewendet werden. Darüber sind sich heute alle Mediziner einig, die sich mit dem Thema intensiv beschäftigt haben. Daher ist es eine Schande, dass in der Antibabypille noch immer massiv Gestagene enthalten sind, also künstliches Progesteron, obwohl klar ist, dass damit das Brustkrebsrisiko steigt.

Bioidentische Hormone – gefährlich oder nicht?

Sowohl Männer als auch Frauen haben bis zur Lebensmitte hohe bis sehr hohe Hormonwerte. Frauen produzieren extrem hohe Östrogenspiegel zum Beispiel während der Schwangerschaft. Gleichzeitig steigt auch ihr Progesteronspiegel stark an. Dennoch entwickeln sie in dieser Zeit in der Regel keinen Brustkrebs. Männer haben um das 30. Lebensjahr herum eklatant hohe Testosteronspiegel, dennoch ereilt sie der Prostatakrebs meist erst im Alter, also in der Zeit, wenn die Hormone bereits abgesunken sind. Ab dem 40. Lebensjahr beginnen die Hormonspiegel bei Männern und Frauen dann zu sinken. Die Häufigkeit von Krebserkrankungen bei Frauen steigt in einem Alter kurz vor oder während der Wechseljahre. Also gerade in der Zeit, wenn der „gefährliche“ Östrogenspiegel zu sinken beginnt – allerdings sinkt auch das brustschützende Hormon Progesteron. Genauso verhält es sich mit Prostatakrebs bei Männern. Die Erkrankung beginnt häufig in einem Alter, in dem der „gefährliche“ Testosteronspiegel sinkt und eine Verschiebung hin zum Dihydrotestosteron stattfindet.

---

* Mithilfe des Kaplan-Meier-Verfahrens wird die Überlebensrate bzw. die Überlebensfunktion berechnet und grafisch in einer Überlebenszeitkurve dargestellt. Am Ende der treppenförmigen Kurve stehen die Patientinnen und Patienten, die am längsten beobachtet wurden.

Hier zeichnet sich also ab, dass das Gleichgewicht der Hormone untereinander entscheidend ist. Bei der bioidentischen Hormonersatztherapie ist es daher wichtig, dass die Hormone in einem gesunden Gleichgewicht zueinander verwendet werden. Diese Voraussetzung, in Kombination mit der Berücksichtigung des Alters und einer umfassenden Anamnese, führt dazu, dass die Behandlung mit bioidentischen Hormonen nicht gefährlich ist. Es muss klar sein, wann der Körper welches Hormon braucht und warum er das eine oder andere nicht mehr in der richtigen Menge produziert. Das kann im natürlichen Alterungsprozess der Fall sein, aber auch Erkrankungen können die Hormonspiegel empfindlich beeinflussen.

Mit bioidentischen Hormonen werden fehlende körpereigene Stoffe ersetzt, die der Körper richtig nutzen kann. Er erkennt sie und kann sie einbauen. Daher kommt es bei der richtigen Anwendung und Dosierung auch kaum zu nennenswerten Nebenwirkungen. Bioidentische Hormone stören den Stoffwechsel nicht, sie ergänzen ihn vielmehr und können ihn ausbalancieren. Ein besonderer Vorteil ist außerdem, dass die Hormone, genau wie unsere körpereigenen, weiter verstoffwechselt werden können. Sie werden nicht einfach ausgeschieden oder verbleiben zu lange im Körper, wie das bei hormonähnlichen Medikamenten wie der „Pille" oder der Hormonspirale der Fall ist.

Das Zauberwort lautet hier also *Hormonersatz* – und nicht Hormontherapie. Beim Hormonersatz wird ausgeglichen, was fehlt, und zwar in möglichst niedrigen Dosierungen, eben gerade so, wie der Körper es auch tun würde, wenn er noch in der Lage dazu wäre. Die medizinischen Leitlinien, basierend auf Studien zu gefährlichen hormonähnlichen Medikamenten, sehen allerdings vor, die Wechseljahre so kurz wie möglich zu behandeln. Die Wechseljahre werden als eine Art Erkrankung wahrgenommen, die durch eine Hormontherapie „geheilt" werden muss. Sie sind jedoch keine Erkrankung, die „geheilt" werden muss. Es geht hier also nicht um eine Therapie, bei der eine hohe Dosis eines bestimmten Präparates verabreicht wird, um eine Erkrankung zu heilen. Es geht bei den Wechseljahren darum, den Hormonmangel in dem Maße auszugleichen, damit der Körper nicht in Not gerät und das Risiko für chronische Erkrankungen im Alter minimiert werden kann. Daher gilt bei der bioidentischen Hormonersatztherapie das Prinzip

„so wenig wie möglich und so viel wie nötig", und zwar individuell angepasst.

Ein weiterer sehr wichtiger Punkt ist die Art der Anwendung der Hormone. In der schulmedizinischen Hormontherapie werden Östrogene oral eingenommen. Das ist derzeit mit eines der größten Probleme bei der Anwendung. Werden künstliche Östrogene geschluckt, wird die Leber stark belastet und das führt zu vielen Risiken und Nebenwirkungen. Bioidentische Hormone werden in der Regel transdermal angewandt, also über die Haut oder Schleimhaut – in jedem Fall aber so, dass der Wirkstoff langsam freigesetzt wird. Auch hier wird wieder die Funktion des Körpers berücksichtigt. Lediglich bei bioidentischem Progesteron ist ein Schlucken der Kapseln sinnvoll und ungefährlich, weil damit ebenfalls die gewünschten Abbauprodukte produziert werden.

Je nach Beschwerden können bioidentische Hormone als Kapsel, Cremes, Gel, Pflaster oder Lutschtabletten angewendet werden. Das ist von Vorteil, weil z. B. auch übergewichtige Frauen mit bioidentischen Hormonen über die Haut oder Schleimhaut behandelt werden können, ohne dass sich das Risiko für eine Thrombose erhöht, wie das bei Kapseln, die oral eingenommen werden, der Fall ist. Diese Form des individualisierten Hormonersatzes steht im Gegensatz zur üblichen schulmedizinischen Hormontherapie. Dort werden meist zwei künstliche Hormone eingesetzt, ein Gestagen und ein konjugiertes Östrogen, mit einer in der Regel standardisierten Dosierung. Häufig werden sie eingesetzt, ohne vorher den Hormonstatus bestimmt zu haben. Werden bioidentische Hormonpräparate wie Estreva® als körpereigenes Östradiol und z. B. Utrogest® als körpereigenes Progesteron angewendet, so geschieht das häufig leider ebenfalls auf „gut Glück". Der Hormonstatus ist nicht bekannt und auch die Vorstufen und Umbauprozesse der Hormone werden nicht berücksichtigt.

Bioidentische Hormone beugen Alterserkrankungen vor

Auch zu bioidentischen Hormonen gibt es Studien. Besonders Studien aus Frankreich und Großbritannien konnten zeigen, wie sich bioidentisches Progesteron und transdermal angewandtes bioidentisches

Östrogen auf den weiblichen Körper auswirken. Große Sammelanalysen wurden ausgewertet und Ergebnisse von mehreren 10 000 Frauen in der Postmenopause lieferten sehr positive Ergebnisse. Eines der wichtigsten Ergebnisse ist die Tatsache, dass es bei dieser Therapieform zu keinem Anstieg der Thromboserate gekommen war und auch, dass das Brustkrebsrisiko nicht ansteigt. Außerdem wurde gezeigt, dass der Ausgleich eines Hormonmangels mit bioidentischen Hormonen vor verschiedenen Alterserkrankungen wie Osteoporose und Arthritis schützen kann und dass auch das Risiko für eine Demenz verringert wird. Diese positiven Studienergebnisse wurden sogar von großen Fachgesellschaften in Deutschland und den USA akzeptiert und führten zu einer neuen Definition der eigenen medizinischen Leitlinien. Das bedeutet immerhin, dass nun auch die Schulmedizin berücksichtigt, dass es sowohl andere Formen der Anwendung gibt als auch andere Substanzen, und dass sie einen positiven Effekt auf die Gesundheit haben können. Das klingt vielleicht nach wenig, ist aber im Für und Wider der Behandlung mit Hormonen sehr wertvoll. Solche Studien beschleunigen nämlich den zwar langsamen, aber immerhin stetigen Prozess hin zur Akzeptanz des bioidentischen Hormonersatzes.

Teil II

Gesunde Wechseljahre für Frauen und Männer mit bioidentischen Hormonen

8. Im Rhythmus der Hormone: So funktioniert der weibliche Zyklus

Wenn Sie eine Frau sind, die Wechseljahre noch vor Ihnen liegen und Sie unter hormonellen Problemen leiden, dann sind Sie gut beraten, darüber Bescheid zu wissen, was sich in Ihrem Körper abspielt. Damit können Sie selbst bessere Rückschlüsse ziehen, woher Ihre Beschwerden kommen könnten, und wenn Sie bioidentische Hormone anwenden möchten, dann können Sie mit ausreichendem Wissen über Ihren Zyklus selbst besser einschätzen, was Ihnen helfen könnte.

Viele Frauen spüren, dass sich Monat für Monat etwas verändert, das Sie sich, je nach Zyklustag, unterschiedlich wohlfühlen. Die Hormonkonstellation im Blut verändert sich nämlich in einem festgelegten Rhythmus. Mal wird mehr Östrogen ausgeschüttet, mal zirkuliert mehr Progesteron im Blut, aber auch noch viele andere Hormone fluten an, um dann wieder zu verebben. Ziel dieses Auf und Ab von Geschlechtshormonen ist, alles für eine Schwangerschaft vorzubereiten. All das steuert die Hypophyse, eine kleine Hormondrüse im Gehirn; sie ist die Schaltzentrale, die mit der Gebärmutter und den Eierstöcken in Verbindung steht.

Dieses Trio aus Hypophyse, Gebärmutter und Eierstöcken entscheidet darüber, ob es zu einem gleichmäßigen Zyklus kommt. Die Hypophyse erhält Signale von der Gebärmutter und den Eierstöcken und beginnt dann Botenstoffe zu produzieren oder weiterzuleiten. Die beiden Botenstoffe LH (luteinisierendes Hormon) und FSH (follikelstimulierendes Hormon) sorgen dann dafür, dass je nach Bedarf mehr oder weniger Hormone gebildet werden, d. h. dass in den Eierstöcken Östrogen und Progesteron produziert wird.

Der erste Tag der Menstruation wird immer als erster Zyklustag bezeichnet. Mit der Menstruation wird dann die aufgebaute

Gebärmutterschleimhaut abgestoßen, was fünf bis sieben Tage dauern kann. Ist die Blutung vorbei, baut sich die Schleimhaut der Gebärmutter langsam wieder auf, weil nun die Eierstöcke durch das FSH aus der Hypophyse dazu angeregt werden, Östrogen auszuschütten. In dieser ersten Phase des Zyklus steigt also der Östrogenspiegel an. Etwa am zehnten Tag, kurz vor dem Eisprung, schießt das Östrogen in die Höhe, um anschließend schnell und deutlich wieder abzusinken. Die

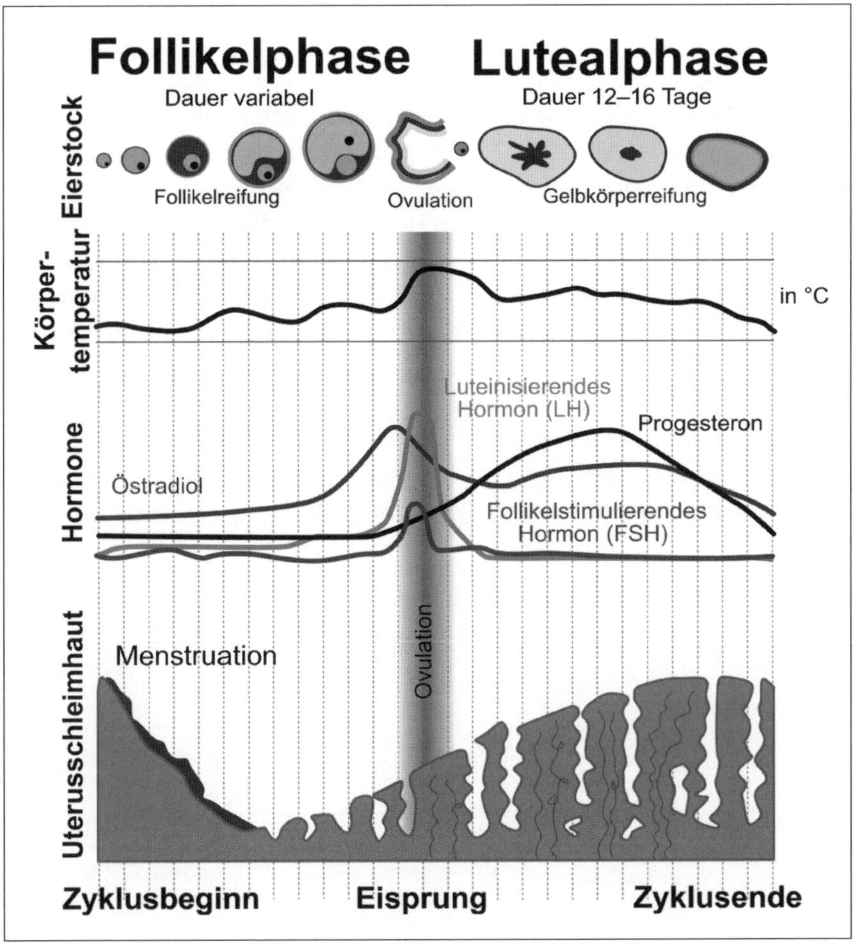

Abb. 4 Zyklushormone

Progesteronwerte sind zu diesem Zeitpunkt noch eher niedrig. Dann aber, in der Mitte des Zyklus, etwa um den 14. Tag herum, schüttet die Hypophyse das LH aus und bringt die Eizelle zum Platzen, der sogenannte Eisprung (Ovulation) findet statt. Viele Frauen können den Eisprung spüren, weil die Eizelle regelrecht aus einem der beiden Eileiter herausgeschleudert wird. Nun macht sich die Eizelle, die erst jetzt ohne ihre Hülle befruchtungsfähig ist, auf den Weg in die Gebärmutter. Zurück im Eierstock verbleibt ihre Hülle, die große Mengen an Progesteron freisetzt. In der zweiten Phase des Zyklus nach dem Eisprung sorgt das Progesteron nun dafür, dass die Gebärmutterschleimhaut sich weiter verdickt, dass sie besser durchblutet und mit mehr Nährstoffen versorgt wird. Progesteron erreicht seinen höchsten Spiegel etwa in der Zeit zwischen dem 19. und 21. Zyklustag, wenn man von einem Menstruationszyklus von 28 Tagen ausgeht. In dieser Zeit steigt auch das Östrogen noch einmal deutlich an. Wird die Eizelle aber nicht befruchtet, baut sich das Progesteron aus der Eizellhülle wieder ab und die verdickte Gebärmutterschleimhaut stößt ihre aufgebauten Schichten mit der nächsten Menstruation ab. Kurz vor der Blutung sind die beiden Hormone Östrogen und Progesteron wieder deutlich abgesunken und ein neuer Zyklus kann beginnen. Sind die Östrogen- und Progesteronwerte nach dem Eisprung und / oder vor der Menstruation nicht im Gleichgewicht, ist dies ursächlich für die belastenden Symptome des sogenannten prämenstruellen Syndroms (PMS).

9. Die Antibabypille als Hormonblocker

Die „Pille“ ist das einfachste und sicherste Verhütungsmittel, das es derzeit gibt. Ein weiterer Vorteil, der gerne zur Vermarktung genutzt wird, sind ihre zusätzlichen Wirkungen, z. B. auf das Aussehen. Sie kann ein unreines Hautbild verbessern, bei Akne helfen und sogar die Brust wachsen lassen. Relativ häufig wird die „Pille“ auch bei Beschwerden wie dem prämenstruellen Syndrom (PMS) oder der Migräne verordnet. Auch ein unregelmäßiger Zyklus kann mit der Pille behandelt werden. Die Pille scheint damit sowohl das ideale Verhütungsmittel als auch ein Allheilmittel für hormonelle Beschwerden zu sein.

Betrachtet man nun aber, wie sie im Körper wirkt, dann zeigt sich, dass die „Pille“ als hochwirksames Medikament den Hormonhaushalt massiv unterdrückt. Denn wenn Sie die „Pille“ nehmen, werden kaum noch körpereigene Hormone produziert und der Schutz fällt weg, den körpereigene Hormone bieten. Durch die „Pille“ erhöht sich Ihr Risiko an Brustkrebs zu erkranken, und zwar nicht nur dann, wenn Sie rauchen oder übergewichtig sind. Die Antibabypille wird fatalerweise vom Körper teilweise als körpereigenes Hormon wahrgenommen und hat daher Zugang zum Zellkern. Dort im Zellkern liegt unsere DNA, die den Bauplan für jede Zelle und jede Substanz in unserem Körper enthält. Die DNA ist ein sehr sensibles System, das auch darüber „entscheidet“, ob Krebs entsteht oder nicht.

Zwar übernehmen die künstlichen Hormone einige Aufgaben, für die auch körpereigene Hormone zuständig sind, aber leider tun sie das nur sehr unvollständig und teilweise auch fehlerhaft. Da es viele Bereiche im Körper gibt, die über Rezeptoren für Hormone verfügen, gibt es auch viele Möglichkeiten für künstliche Hormone, um dort anzudocken und so eine Vielzahl unterschiedlicher Nebenwirkungen auszulösen. Die Beschreibung der Nebenwirkungen im Beipackzettel ist deshalb auch sehr umfangreich, weil es fast überall im Körper Rezeptoren für Östrogene und Progesteron gibt. Weil die „Pillenhormone" ähnlich gebaut sind, wirken sie auch auf viele dieser Rezeptoren, allerdings nicht wie körpereigene Hormone, sondern nur wie schlechte Imitate. Die Liste der Nebenwirkungen ist lang: Schlaganfall, Thrombose, Kopfschmerzen, Migräne, Depression, Angststörungen, Verdauungsstörungen, Funktionsstörungen der Schilddrüse und vieles mehr. Zusätzlich kommt es zur Gewichtszunahme, trotz gesunder Ernährung und Sport, und zur Ausbildung einer Cellulite schon bei sehr jungen Frauen.

Besonders junge Frauen leiden unter vielen Beschwerden, die selten mit der Antibabypille in Verbindung gebracht werden. Wenn sie dann die „Pille" absetzen und ihr natürlicher Zyklus sich wieder eingespielt hat, geht es vielen Patientinnen besser. Die Antibabypille unterdrückt mit dem künstlichen Östrogen (z. B. Ethinylestradiol) das Steuerungshormon FSH, sodass es nicht zum Eisprung kommen kann. Das Steuerungshormon sorgt normalerweise dafür, dass Östrogene ausgeschüttet werden, die ein Ei heranreifen lassen. Da kein reifes Ei zur Verfügung steht, kann es auch nicht zu einem Eisprung kommen. Weil bereits künstliche Östrogene vorhanden sind, werden auch keine körpereigenen Östrogene mehr in den Eierstöcken hergestellt. Das hat mit dem Steuerungshormon FSH zu tun. FSH erteilt den Eierstöcken den „Auftrag", Östrogene zu produzieren, wenn welche benötigt werden. Sind aber genügend künstliche Östrogene vorhanden, wird dieser Mechanismus des Steuerungshormons unterdrückt. Nun denken Sie vielleicht, dass das kein Problem sei, solange die künstlichen Östrogene ebenso gut wie unsere körpereigenen funktionieren. Genau das ist aber leider nicht der Fall: Das künstliche Östrogen kann kaum mehr als die Gebärmutterschleimhaut aufzubauen und andere primäre Wirkungsweisen der körpereigenen Östrogene zu übernehmen. Das ist aber nur ein Bruchteil der gesunderhaltenden und wichtigen Aufgaben, die Östrogene normalerweise in unserem Körper erfüllen.

Um eine Schwangerschaft zu vermeiden, enthält die Antibabypille neben dem künstlichen Östrogen als zweiten Wirkfaktor Gestagene. Sie sollen dafür sorgen, falls es doch zum Eisprung kommt, dass keine Einnistung in die Gebärmutterschleimhaut möglich ist. Auch hier wird wieder die körpereigene Funktion unterdrückt, weshalb nur wenig des wichtigen körpereigenen Progesterons hergestellt wird. Mit der künstlichen Alternative kann der Körper allerdings kaum etwas anfangen. Weil die „Pille“ damit fast vollständig die Hormonproduktion in den Eierstöcken unterdrückt, fehlen dem Körper Östrogen, Progesteron und ein Teil der Androgene, nämlich Dihydrotestosteron, Androstendion und Testosteron. Zwar werden auch in den Nebennieren Hormone gebildet, allerdings ist dieser Anteil im Verhältnis zur Produktion in den weiblichen Eierstöcken besonders in Bezug auf die Östrogene und das Progesteron eher gering.

Körpereigenes Progesteron wirkt ausgleichend auf die Psyche und sorgt für eine positive Stimmung, für psychische Belastbarkeit und es schützt vor Ängsten. Diese Wirkung übt körpereigenes Progesteron über seine Abbauprodukte aus. Fehlen diese aufgrund der Pille, können sich Angststörungen, depressive Verstimmungen und andere psychische Probleme entwickeln, was bei jungen Frauen besonders häufig zu beobachten ist. In der Zeit der Pubertät kommt es zu großen hormonellen Veränderungen, die sich auch auf das Gehirn auswirken. Hinzu kommt, dass junge Frauen immer früher zur „Pille“ greifen und diese Verhütungsmethode immer länger anwenden, was das Brustkrebsrisiko noch einmal erhöht.

Die „Pille“ greift so schwerwiegend und nachhaltig ins hormonelle System ein, dass es bis zu 3 Jahren dauern kann, bis sich wieder ein normaler Zyklus eingestellt hat. Das ist besonders dann der Fall, wenn sie sehr lange eingenommen wird. Selbst wenn Sie keine Nebenwirkungen spüren, belastet die Antibabypille Ihren Körper nachhaltig und die Langzeitfolgen sind weder ausreichend erforscht, noch lassen sie Gutes erahnen. Eine aktuelle Harvard-Studie konnte beispielsweise erstmals belegen, dass die Pille Hirnstrukturen verändern kann. Von dieser Verhütungsmethode raten wir daher definitiv ab.

10. Die drei Phasen der weiblichen Wechseljahre

Erste Phase: Die Perimenopause – beginnender Hormonmangel

Mit der sogenannten Perimenopause fängt alles an, auch wenn Sie davon kaum etwas merken. Die griechische Vorsilbe *peri* bedeutet „herum". Gemeint ist mit der Perimenopause also die Zeit um die Wechseljahre herum. Diese Phase kann schon im Alter von 35 Jahren einsetzen. Junge Frauen denken dann allerdings noch nicht an wechseljahresbedingte Beschwerden (leider auch viele Ärzte nicht). Die meisten Frauen spüren erst etwa im Alter von 45 Jahren, dass mit ihrem Zyklus etwas nicht stimmt. War er bisher regelmäßig, so stellen sich jetzt Probleme ein. Schuld daran ist meist der drastische Progesteronmangel, der dazu führt, dass der Zyklus nun stärker, unregelmäßig und schmerzhaft werden kann.

Vor den Wechseljahren wird in der zweiten Zyklushälfte nach dem Eisprung jede Menge Progesteron gebildet, um die Gebärmutterschleimhaut nach dem östrogenbedingten Aufbau zu stabilisieren, und zwar bis kurz vor der Blutung, dann fallen der Progesteronspiegel ebenso wie der Östrogenspiegel wieder ab. Kommt es jedoch mit zunehmendem Alter nicht mehr zu einem regelmäßigen Eisprung, dann steigt auch der Progesteronspiegel nicht so stark an, wie es vor den Wechseljahren noch der Fall ist. Betroffene Frauen leiden dann unter zahlreichen Beschwerden, wie Gewichtszunahme trotz unveränderter Essgewohnheiten, Wasseransammlungen im Gewebe, Angstzuständen, Herz-Rhythmus-Störungen, Schlafstörungen, Blasenprobleme, Vitalitätsverlust, PMS, starke Menstruation, Myome und Zysten an den Eierstöcken.

Das sind die am häufigsten auftretenden Symptome, es gibt allerdings noch jede Menge mehr. Die Krux beim einsetzenden Progesteronmangel ist, dass auch der Östrogenspiegel durcheinandergerät. Progesteron und Östrogen stehen in einem sensiblen Gleichgewicht zueinander. Sie balancieren sich gegenseitig aus und nur dann, wenn das auch gut gelingt, fühlen wir uns wohl. Genau dieser Mechanismus gerät in der Perimenopause aus dem Gleichgewicht. Wird zu wenig Progesteron gebildet, dann entsteht ein Ungleichgewicht zwischen Progesteron und Östradiol zu Lasten von Progesteron – oft wird dieses Missverhältnis dann als „Östrogendominanz" bezeichnet (ein unglücklich gewählter Begriff, weil damit suggeriert wird, dass das Östrogen zu hoch vorliegt und nachteilig wirkt). In der Perimenopause wird also gar nicht mehr Östrogen produziert, ganz im Gegenteil, auch der Östrogenspiegel sinkt, aber eben langsamer als der Progesteronspiegel. Der springende Punkt ist also vielmehr, dass das Verhältnis von Östrogen zu Progesteron aus den Fugen gerät. Einer niedrigen Menge an Progesteron steht nun eine hohe Menge an Östrogen gegenüber – aber eben nur im Verhältnis betrachtet!

Im Laufe der nächsten Jahre sinkt dann auch der Östrogenspiegel deutlich weiter ab. Das muss jedoch nicht alles langsam und gleichmäßig ablaufen. Oft kommt es auch zu Schüben, was zum Teil auch die unterschiedlichen und täglich wechselnden Beschwerden erklärt, etwa starke Stimmungsschwankungen, denen Frauen in dieser Zeit ausgesetzt sind. Typische Symptome eines Östrogenmangels sind z. B. Hitzewallungen, Schweißausbrüche, Schlafstörungen, trockene Haut und trockene Vaginalschleimhaut, Haarausfall, trockene Augen, Reizbarkeit, Depression, Blasenschwäche und Konzentrationsstörungen.

Die „Klassiker" der Wechseljahressymptome, die durch den Östrogenmangel ausgelöst werden, sind Hitzewallungen, Schweißausbrüche, Haarausfall und Schlafstörungen. Allerdings können auch weitere Beschwerden auftreten, die nicht sofort als Wechseljahresbeschwerden gedeutet werden. Hierzu zählen besonders Gelenk- und Muskelschmerzen, die nicht selten auch einen hormonellen Hintergrund haben. Diese Beschwerden ähneln dann häufig dem Beschwerdebild der Fibromyalgie. Hier kommt es fatalerweise am häufigsten zu falschen Behandlungen und Fehldiagnosen, die Patientinnen unnötig lange leiden lassen.

Die Haut ist meist ein zentrales Problem bei Östrogenmangel, sie fühlt sich trocken an und beginnt zu spannen. Trockenheit ist vor allem bei den Schleimhäuten an den Augen und der Scheide sehr unangenehm. Auch Veränderungen des Blutdrucks und „Herzstolpern“ können auftreten, ohne jedoch eine Ursache im Herz-Kreislauf-System zu finden. Wenn der Cholesterinspiegel ohne eine Veränderung der Essgewohnheiten ansteigt, kann das ebenfalls auf einen Östrogenmangel hinweisen.

In der letzten Phase der Perimenopause stellt sich schließlich ein Androgenmangel ein. Werden zu wenig Androgene wie Testosteron und DHEA gebildet, schwindet das sexuelle Interesse und es kann zu chronischer Müdigkeit kommen. Durch den Androgenmangel kann sich auch die Brust verändern und größer werden. Weil Androgene zudem eine Vorstufe für die Östrogenproduktion darstellen, wird auch weniger Östrogen gebildet.

Zweite Phase: Die Menopause – chronischer Östrogenmangel

Wenn die letzte Regelblutung stattgefunden hat, befinden Frauen sich in der Menopause. Allerdings dauert es oft etwas, bis ihnen klar wird, dass das tatsächlich die letzte Blutung war, denn häufig stellt sich nach Monaten erneut eine Blutung ein. Nun sind die Eierstöcke erschöpft und bilden zu wenig Östrogen und Progesteron. Ohne nennenswerte Östrogenmengen kann sich aber die Gebärmutterschleimhaut nicht mehr aufbauen und so kann auch keine Blutung mehr stattfinden. Die Progesteron- und Östrogenproduktion ist jetzt nicht mehr ausreichend, um einen gesunden Hormonspiegel zu erhalten, der im Alter vor Erkrankungen schützt.

Dritte Phase: Die Postmenopause – chronischer Hormonmangel

Sollte Ihre letzte Blutung ein Jahr zurückliegen, dann sind Sie jetzt in der Postmenopause. Viele Frauen glauben, dass damit „alles überstanden“ sei und sie die Wechseljahre nun erfolgreich hinter sich gebracht hätten, ähnlich einer anstrengenden Wanderung auf einen Berg. Tatsächlich stellen sich die wirklich belastenden Beschwerden aber jetzt erst ein, denn ein ausgeprägter Hormonmangel wirkt sich sehr nachdrücklich auf die Gesundheit aus. Vielleicht denken Sie bei den Ursachen Ihrer gesundheitlichen Beschwerden auch gar nicht an Ihre – inzwischen mangelnden – Hormone.

Die erste Phase der Postmenopause ist vom Östrogenmangel bestimmt. Sie können es daran spüren, dass Sie gereizter sind als früher, dass Ihre Stimmung labil wird. Mal sind Sie guter Dinge, alles ist bestens, und dann, wie aus heiterem Himmel, schlägt Ihre Stimmung um. Auch von den bekannten Hitzewallungen bleiben Sie vermutlich nicht verschont. Das ist zwar unangenehm, aber in diesem Stadium des Östrogenmangels nehmen Ihre Organe noch keinen Schaden. Dieser Prozess schreitet jedoch weiter voran: Ist der Östrogenmangel noch stärker ausgeprägt, kann es sein, dass der Blasenschließmuskel Sie manchmal im Stich lässt. Sie lachen los und schon ist ein wenig Urin in der Unterwäsche gelandet. Ihre Scheidenschleimhaut trocknet aus, genau wie Ihre Augen. Vielleicht haben Sie das Gefühl, als würden die Augenlider über trockenes Papier reiben. Wenn Sie mehrere Jahre mit einem Östrogenmangel gelebt haben, dann wird Ihnen auffallen, dass auch Ihre Haut dünner geworden ist. Östrogen sorgt dafür, dass Kollagen aufgebaut wird; so kann die Haut besser Wasser speichern und sieht praller aus. Einige weitere Jahre später steigt auch die Wahrscheinlichkeit, von Osteoporose, Arteriosklerose, Altersdemenz, Herz-Kreislauf-Erkrankungen, Schlaganfall und Infarkten betroffen zu sein. All das sind Erkrankungen, die durch einen Östrogenmangel begünstigt werden. Nicht zu unterschätzen ist, dass Krebserkrankungen es unter diesen Bedingungen ebenfalls leichter haben und auch Autoimmunerkrankungen brechen in dieser Zeit gerne aus. Wenn Sie älter werden, funktioniert das Immunsystem nicht mehr so gut, außerdem muss es öfter eingreifen, weil nun häufiger Entzündungen im Körper einzudämmen sind. Damit unser Immunsystem auf Dauer gut funktionieren kann, muss es immer wieder repariert werden. Für diese Reparatur sind die Sexualhormone besonders wichtig. Mangelt es jedoch an diesen „Werkzeugen“, kann es schneller zu Autoimmunreaktionen kommen, etwa einer rheumatoiden Arthritis, bei der das Immunsystem eigene Körperzellen oder Organe zerstört, anstatt gefährliche Eindringlinge, wie Viren oder Bakterien, unschädlich zu machen. Da keine ausreichenden Mengen an Hormonen mehr gebildet werden, versucht die Hypophyse nun, über ihre beiden Steuerungshormone LH und FSH die Eierstöcke dazu anzuregen, doch mehr Hormone auszuschütten. Weil das aber auch nicht mehr so gut wie früher funktioniert, schüttet die Hypophyse immer mehr Steuerungshormone aus. Im typischen Blutbild einer Frau in der Postmenopause sind die Werte für LH und FSH häufig stark erhöht; im Vergleich zu den Steuerungshormonen einer Frau in den fruchtbaren Jahren liegen sie weit über der zehnfachen Menge. In der Postmenopause kann also der „Hormonhunger" der Hypophyse nicht mehr gestillt werden. Das ist bedauerlich, denn es ist ein guter Hunger, der darauf aus ist, unsere Gesundheit zu erhalten.

11. Die Menopause – wenn bei Frauen die Hormone sinken

Die Wechseljahre sind natürlich. Ein ganz normaler Prozess im Leben einer Frau. Da müssen Sie durch. Kein Grund zur Aufregung. Bleiben Sie entspannt. Das ist in fast allen Broschüren zu lesen, die sich mit diesem Thema befassen. In der Tat sind die Wechseljahre natürlich. Aber was heißt das schon? Auch Pest und Cholera sind natürlich. Genauso wie der Tod.

Das finden Sie jetzt ein wenig übertrieben? Ist es das wirklich? Wir finden „Natürlichkeit“ nur so lange gut, wie sie uns nicht schadet. Wo das aber der Fall ist, finden wir sie schlecht. Dann nämlich, wenn wir Schmerzen haben und leiden. Eine Qual, die wir nicht akzeptieren wollen. Wie unerträglich, wenn uns die unerfreuliche „Natur“ zu Leibe rückt. Wir bekämpfen sie mit allen Mitteln der Medizin. So gesehen ist jeder medizinische Eingriff ein Kampf gegen die Natur, und zwar gegen die unerfreuliche Natur. Jede Erkältung, so natürlich sie auch sein mag, wird oft medizinisch behandelt – sinkende Hormone in den Wechseljahren jedoch häufig nicht.

Obwohl es mittlerweile viele Studien gibt, die zeigen, dass ein chronischer Hormonmangel zahlreiche schwerwiegende Erkrankungen begünstigt, wird immer noch von einer individuellen bioidentischen Hormonersatztherapie abgeraten. Vielen Millionen Frauen, die schlimm unter dem Hormonverlust leiden, wird damit ein großes Unrecht angetan.

Wechseljahre: Die Patientin Barbara

Barbara kam mit einer ganzen Reihe von Beschwerden in die Sprechstunde. Es begann damit, dass ihr Zyklus unregelmäßig wurde. Sie hatte Wassereinlagerungen und litt sehr darunter, dass sie immer dicker wurde. Ihre Stimmung war schlecht, an manchen Tagen war sie gereizt. Barbara nutzte pflanzliche Mittel und war der Meinung, dass das eben der Lauf der Dinge sei. Seit ihrer letzten Periode war bereits ein Jahr vergangen. Ihre Beschwerden wurden eher schlechter als besser und es kamen neue dazu, starke Hitzewallungen und massive Schlafstörungen belasteten sie. Aufgrund der starken Gelenkschmerzen hatte ihr Hausarzt auch bereits einen Rheumatest durchgeführt, der negativ ausgefallen war. Sie litt auch unter trockenen Schleimhäuten, ihre Scheide schmerzte und an Geschlechtsverkehr war kaum noch zu denken. Auch einen Kardiologen hatte sie bereits aufgesucht, da sie seit Neustem unter unerklärlichem „Herzstolpern" litt. Die 52-jährige Barbara zeigte echte Anzeichen einer Depression. Sie fühlte sich von allem überfordert, war immer müde und ihr Gedächtnis ließ sie im Stich. Sie hatte auch das Gefühl, dass ihre Brüste immer größer wurden.

Ein Behandlungsplan für Barbara

Barbara leidet unter einer Dysbalance des Hormonsystems. Barbaras Alter und Beschwerden lassen schon erahnen, welche Probleme dahinterstecken. Eine Hormonmessung schafft hier Klarheit. Doch zu welchem Zeitpunkt ist sie sinnvoll? Bei Barbara kann an jedem beliebigen Tag Blut genommen werden, da sie keinen Zyklus mehr hat. Zu Beginn der Wechseljahre, wenn der Zyklus noch annähernd regelmäßig ist, sollte die Blutabnahme idealerweise zwischen dem 19. und dem 21. Tag vorgenommen werden. Auf jeden Fall sollte die Abnahme in der zweiten Zyklushälfte mit fünf Tagen Abstand zur nächsten Menstruationsblutung erfolgen. Der Grund für genau diesen Zeitpunkt ist folgender: Hier werden die Höchstwerte der Hormone produziert. Sowohl das Progesteron als auch die Östrogene sind in diesem kurzen Zeitraum besonders hoch. So lässt sich feststellen, wie leistungsfähig die Eierstöcke noch sind. Dieser Zeitpunkt der Hormonmessung ist für Frauen, die noch ihre Menstruation haben, auch deshalb sinnvoll, weil die beiden Hormone Progesteron und Östrogen an unterschiedlichen Tagen im Zyklus auch in unterschiedlicher Höhe produziert werden. In der ersten Zyklushälfte liegt der Progesteronspiegel immer unter dem Östrogenspiegel, in der zweiten Zyklushälfte ist das genau umgekehrt. Im Zeitraum zwischen dem 19. und dem 21. Zyklustag wird vor allem ein Maximum an Progesteron produziert, und deshalb ist dieser Zeitpunkt wichtig.

Die Laborergebnisse von Barbara zeigen einige Defizite, die Barbaras Beschwerden erklären können. Weil sich hormonelle Störungen immer auch auf andere Hormone auswirken, wurden bei Barbara folgende Hormone gemessen:

- FSH und LH (Steuerungshormone)
- SHBG
- Progesteron
- Testosteron
- Freies Testosteron
- Dihydrotestosteron
- DHEA-S
- Östradiol
- Östron
- Pregnenolon

Barbara leidet unter Stimmungsschwankungen bis hin zu Depressionen, und sie kann keinen Grund dafür nennen. Sowohl das Progesteron als auch das Östrogen können für die veränderte Stimmung verantwortlich sein. Gerade zu Beginn der Wechseljahre kommt es eher zu einer niedergedrückten Stimmung, was mit dem Progesteronmangel zu tun hat. Später dann kommen Gereiztheit, Unruhe und Schlafstörungen dazu. Das sind bereits deutliche Anzeichen dafür, dass Barbara auch zu wenig Östrogene produziert.

Sowohl die Hitzewallungen als auch die Schweißausbrüche zeigen, dass die Östrogenwerte stark abgesunken sind. Östrogene sind nicht nur für die Gebärmutter und die Eierstöcke wichtig, sondern sie funktionieren, genau wie Progesteron, auch als Botenstoffe, die über das Gehirn Barbaras Befindlichkeit stark beeinflussen. Mit bioidentischen Östrogenen und Progesteron wird sich nicht nur Barbaras Stimmung stabilisieren, es wird ihr auch helfen, sich wieder deutlich besser konzentrieren zu können. Wird ihr Östrogenspiegel ihrem Alter entsprechend angeglichen, gehen auch die Hitzewallungen und Schweißausbrüche zurück. Barbara spürt aber nicht nur die Folgen eines Östrogenmangels.

Auch das sogenannte Prohormon DHEA ist in Barbaras Blut zu niedrig. Aus dieser wichtigen Vorstufe der Sexualhormone kann der Körper sowohl Östrogen als auch Testosteron herstellen. Dadurch fühlt sie sich deutlich weniger belastbar und kaum leistungsfähig, sie ist immer müde und ihr sexuelles Interesse hat deutlich nachgelassen. Die drei Hormone Östrogen, Progesteron und DHEA sind entscheidend dafür, ob Barbara sich in psychischer Hinsicht wohlfühlt oder nicht.

Auch für Barbaras Schmerzen ist der Mangel an Progesteron und Östrogen verantwortlich. Östrogen ist unter anderem für die Elastizität der Blutgefäße zuständig. Das führt nicht nur zu den typischen Hitzewallungen, sondern auch zur Verengung der Gefäße, wodurch es zu migräneartigen Kopfschmerzen kommen kann. Barbara hat auch stark zugenommen. Progesteron und Östrogen sorgen bei Frauen dafür, dass die Energie für eine Schwangerschaft in Form von Fett in den Fettzellen gespeichert wird. Das geschieht vorzugsweise dort, wo die Energie bei einer Schwangerschaft gebraucht wird, nämlich an den Hüften und den Oberschenkeln. Diese Fetteinlagerungen lassen sich zu allem Überfluss nicht einmal bekämpfen, denn wenn die Hormone nicht im Gleichgewicht sind, gibt der Körper das Speicherfett nur ungern frei. Die Therapie mit bioidentischen Hormonen wird sich auch auf Barbaras Gewicht auswirken, auch wenn ein Teil ihres Gewichts „nur" Wassereinlagerungen sind, die aufgrund von Hormonschwankungen zustande kommen.

Barbara leidet unter einem Ungleichgewicht der Sexualhormone. Das zeigt sich zum einen im Blutbild, noch viel wichtiger sind aber Barbaras Schilderungen. Denn letztlich sind es ihre Beschwerden, die die zentralen Hinweise geben und die dann anhand des Blutbildes festgemacht werden können. Barbara erhält nun im Rahmen einer bioidentischen Hormonersatztherapie die Hormone, die sie braucht, in einer individuell passenden Dosierung. Barbara mangelt es an Progesteron, DHEA, Östradiol, Östriol und Pregnenolon. Doch was kann sie sich von diesen Hormonen versprechen?

Progesteron ist das erste Hormon, das schon bei jungen Frauen Störungen der Menstruation bewirkt. Es beginnt manchmal schon ab dem 30. Lebensjahr stark zu sinken und ist im Alter von etwa 40 Jahren bereits deutlich abgesunken. Progesteron sorgt bei Barbara für einen guten Schlaf und stabilisiert die Psyche. Es sorgt für einen aktiven Knochenaufbau und nicht nur für den Knochenerhalt. Durch das Progesteron wird auch wieder ein richtiges Verhältnis zum Östrogen hergestellt, denn im Gegensatz zum stark sinkenden Progesteron wird nach wie vor Östrogen gebildet. Zu viel Östrogen im Verhältnis zum Progesteron verursacht jedoch Beschwerden und ist auf Dauer gesundheitsgefährdend.

Östriol und Östradiol (17-beta-Östradiol) erhält Barbara als Schutz vor Brustkrebs. Die alleinige Gabe von Östriol hilft allerdings nicht gegen die Beschwerden, deshalb erhält Barbara zusätzlich Östradiol, um sie von ihren Hitzewallungen und Schweißausbrüchen zu befreien. Auch die trockenen Schleimhäute werden durch die Östrogene gebessert; ebenfalls werden Unruhe und Gereiztheit zurückgehen. Besonders wichtig ist, dass Östradiol Barbara vor den Schäden eines chronischen Östrogenabfalls schützt. Da sie zu einem Zeitpunkt mit der bioidentischen Hormonersatztherapie beginnt, wenn ihr Östrogenspiegel zwar schon sinkt, aber noch kein langjähriges Östrogendefizit besteht, kann sie das Risiko für Alterserkrankungen wie Arthrose, Arteriosklerose, Demenz und Osteoporose vermindern.

Pregnenolon ist eine Hormonvorstufe, aus der der Körper viele wichtige Hormone herstellen kann. Pregnenolon ist, nach dem Cholesterin, somit die Mutter von Progesteron und DHEA; diese beiden Hormone sind wiederum Vorstufen für andere Sexualhormone. Pregnenolon hat einen besonderen Einfluss auf die Psyche, es wird auch bei Barbara die Stimmung stabilisieren und verbessern.

DHEA wird aus dem Prohormon Pregnenolon gebildet und ist selbst ein Prohormon für die Androgene Testosteron und Androstendion. DHEA beginnt leider schon relativ früh zu sinken, etwa ab dem 30. Lebensjahr. Barbara spürt das an der Müdigkeit und dem Leistungsknick. Aber auch ihr nachlassendes sexuelles Interesse hängt mit dem Mangel an dieser Hormonvorstufe zusammen.

Barbara erhält die Hormone in ihrer persönlichen Dosierung als Schmelztabletten (Lozenges). Ihrem Hormonstatus und ihren Beschwerden entsprechend werden die Tabletten rezeptpflichtig in einer Apotheke hergestellt. Mit der Einnahme kann sie sofort beginnen. Sie nimmt eine halbe Schmelztablette am Morgen und legt sie in die

Wangentasche, bis sie sich aufgelöst hat. Das sollte gleichmäßig über etwa 30 bis 45 Minuten geschehen, wichtig ist dabei, nicht aktiv zu lutschen, damit die Inhaltsstoffe langsam und gleichmäßig über die Wangenschleimhaut in die Lymphbahn gelangen können. Am Abend nimmt sie dann die andere Hälfte. Am Anfang kann es eventuell zu Brustspannen kommen, was mit einem Anpassen der Brust an die höheren Östrogenspiegel zu tun hat. Das Brustgewebe verändert sich im Östrogenmangel und baut sich ab – mit der Gabe der Östrogene baut sich das Gewebe passend zur Östrogendosis wieder auf, bei manchen Frauen mit kurzzeitigen Beschwerden. Ist das der Fall, sollte die Dosis für einige Tage reduziert werden, sodass sich die Brust auf die neue hormonelle Situation einstellen kann. Deshalb soll Barbara sich nach zwei Wochen melden und berichten, wie es ihr geht. Nach zwei Monaten ist dann eine Kontrolluntersuchung sinnvoll. Die Blutentnahme findet drei Stunden nach Einnahme der morgendlichen Dosis statt, weil zu diesem Zeitpunkt die Hormonkonzentration ihren Höhepunkt erreicht. So kann der höchste Pegel gemessen werden und es lassen sich Rückschlüsse hinsichtlich der gewählten Hormondosis ziehen. Fühlt Barbara sich mit ihrer Dosis wohl und sind die Blutwerte im gewünschten Bereich, kann sie ihre Hormone dauerhaft weiternehmen und kommt nur noch einmal jährlich zur Kontrolle.

12. Die Andropause – wenn bei Männern die Hormone sinken

Gibt es so etwas wie die Wechseljahre bei Männern überhaupt? Über diese Frage herrscht unter Medizinern noch immer keine Einigkeit. Kein Wunder, denn im Gegensatz zu Frauen bleiben Männer bis ins hohe Alter fruchtbar. Einen solch drastischen „Fruchtbarkeitsstopp", wie ihn Frauen erfahren, durchleben Männer jedenfalls nicht. Als Mann können Sie mit weit über 60 noch zeugungsfähig sein, während Frauen spätestens mit Mitte 30 von ihrer Gynäkologin den Tipp bekommen, die Familienplanung nicht länger zu verschieben. In der Tat sinken die Chancen auf eine Schwangerschaft in den Jahren zwischen 30 und 40 deutlich.

Bei Männern ist das anders, denn hier lassen sich die Wechseljahre nicht über das Ende der Fruchtbarkeit definieren. Zwar sinkt auch ihr Hormonspiegel Jahr für Jahr langsam, aber kontinuierlich ab, aber dennoch können oft bis ins hohe Alter funktionierende Spermien produziert werden. Auch wenn die Andropause für Männer also nicht das Ende der Fruchtbarkeit bedeutet, ist sie von Hormonmangelbeschwerden gekennzeichnet, die sogar mit denen von Frauen vergleichbar sind. Bei einem Östrogenmangel können Männer ebenso ins Schwitzen kommen wie Frauen oder sie können unter den gleichen Konzentrationsstörungen leiden. Allerdings treten die Beschwerden bei Männern später als bei Frauen auf, meistens erst mit Mitte 50. Auf Hilfe, die an der Ursache, also den sinkenden Hormonen ansetzt, können hierzulande derzeit noch die wenigsten hoffen. Zum einen sind viele Männer über dieses Thema kaum informiert und vielleicht auch zu wenig sensibilisiert, zum anderen ist die Andropause in medizinischen Kreisen größtenteils schlichtweg noch kein Thema.

Wenn Sie als Mann im entsprechenden Alter sind, dann können Sie von allerlei Beschwerden heimgesucht werden: Sie fühlen sich zum Beispiel oft abgeschlagen und wenig leistungsfähig. Depressive Gedanken machen sich breit und Ihre Körpersilhouette verändert sich zusehends – wo früher Muskeln prangten, macht sich jetzt Fett breit, ganz besonders am Bauch. Ihre nächtlichen und morgendlichen Erektionen lassen nach und Ihr sexuelles Interesse schwindet. Sie sind leicht reizbar. Ihre Haut wird trocken, die Haare beginnen auszufallen oder lichten sich deutlich. Sie wundern sich darüber, dass sogar Ihre Haare an den Beinen schwinden. Sie leiden unter Muskel- und Gelenkschmerzen, sind unkonzentriert und können sich manchmal einfach nicht mehr erinnern, wo Sie den Schlüssel hingelegt haben. Sie neigen zu einem Brustansatz und welliger Haut an den Beinen (Cellulite) und fragen sich zu Recht, was jetzt bloß los ist.

In der Andropause sind die Androgene schon deutlich abgesunken. Nach der Phase der höchsten Testosteronproduktion im Alter von 25 Jahren machen Männern ab 40 erste, oft noch kleinere Beschwerden zu schaffen. Drei Hormone sind hier die Hauptverantwortlichen. Zunächst einmal stellen die Hoden immer weniger Testosteron her. In der Andropause kann aber auch, ganz genau wie bei Frauen, ein Östrogenmangel zu einem hormonellen Ungleichgewicht führen. Vor allem aber sinkt DHEA. Das Nebennierenhormon spielt eine wichtige Rolle, denn aus ihm kann auch Testosteron hergestellt werden. Hieran erkennt man gut, wie eng verzahnt unser Hormonsystem arbeitet.

Das Hormon DHEA aus den Nebennieren ist aller Wahrscheinlichkeit nach in erster Linie für die männlichen Wechseljahre verantwortlich. DHEA greift in den Stoffwechsel ein und sorgt dafür, dass nicht zu viel Fett angesetzt wird und die Muskeln nicht schwinden. Außerdem stärkt es das Immunsystem und schützt vor Infekten. DHEA ist auch wichtig für unser psychisches Wohlbefinden und für ein gut funktionierendes Gehirn. Weil DHEA die geringste biologische Wirkstärke hat, im Vergleich zu Androstendion, Testosteron und freiem Testosteron, sind die Beschwerden bei einem Mangel vergleichsweise leichter als es bei einem Testosteronmangel der Fall ist. Aber dennoch: Ist der DHEA-Spiegel sehr niedrig, dann kann es zu anhaltender Müdigkeit, Energieverlust und Infektanfälligkeit kommen. Um DHEA zu untersuchen, wird im Blut ein Sulfat gemessen, das sogenannte DHEA-S. DHEA-S unterliegt geringeren Schwankungen im Tagesverlauf als DHEA, denn DHEA wird nachts und tagsüber in unterschiedlichem Rhythmus ausgeschüttet.

Zu einem Testosteronmangel kann es kommen, wenn in den Hoden weniger Testosteron produziert wird. Ein sehr ausgeprägter Testosteronmangel kommt allerdings eher selten vor. Testosteron wird jedoch nicht nur in den Hoden gebildet, sondern auch aus dem Nebennierenhormon DHEA hergestellt. Kommt es bei diesem Umwandlungsprozess zu Fehlern, dann kann es auch zu einem Testosteronmangel kommen, der in der Regel aber wenig stark ausgeprägt ist, weil die größte Menge in den Hoden gebildet wird.

Neben Testosteron und DHEA spielt auch Östrogenmangel bei der Andropause eine Rolle. Bei Männern wird ein Teil des Testosterons im Körpergewebe in Östrogene umgewandelt. Das geschieht z. B. in den Gefäßen und den Knochenzellen, aber auch in den Fettzellen und in den Genitalien. Kommt es nun zu einer Umwandlungsstörung, leiden Männer unter Beschwerden, die auch Frauen kennen: Gelenkschmerzen, Gedächtnisstörungen, Muskelverspannungen und Konzentrationsstörungen. So kann es also sein, dass auch Männer Östrogene benötigen. Männer leiden genauso wie Frauen unter einer nachlassenden Hormonproduktion. Zu den Beschwerden, die sie selbst bemerken, kommen weitere schleichende gesundheitsschädliche Prozesse hinzu, die ein stabiles Hormonsystem abfedern könnte. Ist das Hormonsystem intakt, so schützt dies also auch Männer vor Osteoporose, Herz-Kreislauf-Erkrankungen, Potenzstörungen, Gedächtnisverlust, Muskelverlust, Leistungsverlust, Verlust der Resilienz und vor Depressionen.

Andropause: Der Patient Thomas

Thomas klagt darüber, dass er nicht mehr leistungsfähig und häufig gereizt ist; bereits einfache Aufgaben empfindet er als Belastung. Zunächst hat er den Grund seiner Beschwerden in einer anstrengenden beruflichen Phase gesehen. Doch diese ist längst gut überstanden und es geht ihm weiterhin schlecht, mittlerweile sogar noch schlechter. Ihn verfolgt plötzlich vor allem bei Konflikten die Angst zu versagen. Häufig kann er sich auch nicht mehr konzentrieren. Der 53-Jährige leidet seit drei Jahren auch unter Gelenkschmerzen und ständigen Verspannungen, er hat Haarausfall, trockene Haut und kein sexuelles Interesse mehr. Thomas hat stark zugenommen und Muskulatur verloren. Um wieder fit zu werden, treibt er vermehrt Sport und auf Anraten seiner Frau isst er weniger Fleisch und dafür mehr Gemüse – bislang jedoch ohne Erfolg.

Ein Behandlungsplan für Thomas

Wie bei vielen Männern, die in die Wechseljahre kommen, glaubt auch Thomas, es handele sich um vorübergehende Beschwerden. Deshalb erscheint er auch erst nach jahrelang anhaltenden Problemen in der Arztpraxis. Thomas verhält sich hier wie ein typischer Vertreter seines Geschlechts, denn Männer neigen eher als Frauen dazu, ihren Körper zu vernachlässigen. Sie haben häufig die Vorstellung, dass er einfach zu funktionieren hat. Hätte Thomas gleich zu Beginn der Beschwerden seine Ernährung umgestellt (wenig Kohlenhydrate, viel Gemüse, wenig Fleisch) und nicht weiterhin gegessen, was ihm schmeckt, hätte er sich vermutlich weitere Probleme ersparen können. Denn vor allem bei Männern lässt sich mit gesundem Essen in Kombination mit regelmäßigem Ausdauersport hormonell viel erreichen, da Bewegung die Hormonproduktion anregt. Es kommt hier allerdings auch auf eine gesunde Bewegung an. Sport muss weder Schmerzen bereiten noch ins Schwitzen bringen, um gesundheitlich effektiv zu sein, auch wenn das viele Männer meinen. Das sogenannte abendliche „Auspowern“ im Fitnessstudio bringt in diesem Fall nichts, genau das Gegenteil ist der Fall. Moderate Bewegung wäre für Thomas genau richtig, z. B. Wandern, Walking, Schwimmen oder Radfahren in Kombination mit einem ausgewogenen Krafttraining – und all das in einer Form, die noch Spaß macht. Jetzt hilft das alleine nicht mehr.

Thomas sollte am Vormittag vor 11 Uhr zur Blutabnahme kommen, denn dann sind die Hormonwerte bei Männern am höchsten. Folgende Hormonwerte können bei den genannten Beschwerden aussagekräftig sein:

- LH und FSH (Steuerungshormone)
- DHEA-S
- Androstendion
- Freies Testosteron
- Dihydrotestosteron
- Gesamttestosteron
- SHBG (Transportprotein für alle Sexualhormone)

- Östradiol
- Östron
- Progesteron
- Pregnenolon
- Cortisol

Weil bei Thomas mit einem niedrigen DHEA-Spiegel zu rechnen ist, wird auch sein Cortisolspiegel gemessen. Dieses sogenannte „Stresshormon" – oder besser „Stressschutzhormon" – wird auch in den Nebennieren gebildet und ist äußerst wichtig für einen gesunden Organismus. Um Cortisol zu bestimmen, ist ein Speicheltest am sinnvollsten. Thomas muss dafür an einem Tag fünf Speichelproben in einem Röhrchen sammeln. Wie die Werte dann zeigen, leidet Thomas unter einem Mangel an vielen wichtigen Hormonen: Es fehlen Testosteron, Östrogen und Progesteron. Damit er sich bald wieder besser fühlt, ist es wichtig, die meisten der fehlenden Hormone zu ersetzen. Bei Männern ist es besonders wichtig, erst die Vorstufen auszugleichen. Denn aus diesen produziert der männliche Organismus beispielsweise auch Östrogen. Da Östrogen bei Männern deutlich niedriger dosiert vorkommt, sollte man bei der Therapie versuchen, ausreichend Vorstufen zu geben, damit der Körper die Östrogenspiegel selbst regulieren kann. Es ist daher nicht sinnvoll, einfach alle Hormone zu ersetzen, sondern es gilt, die physiologischen Vorgänge im Körper zu berücksichtigen.

Das Nebennierenhormon DHEA wird Thomas helfen, seine Ängste abzubauen und stressresistenter zu werden. Diese Wirkung kann er schon nach wenigen Wochen spüren. Auch seine trockene Haut wird sich normalisieren, was allerdings etwas mehr Zeit braucht, etwa drei bis vier Monate. Überschüssiges Fett und mangelnde Muskulatur sind weitere Probleme, die Thomas lösen will und wobei ihn DHEA unterstützen kann. Auch wenn Thomas derzeit noch keine Probleme mit seinen Knochen hat, stabilisiert DHEA, wenn es länger als ein Jahr angewendet wird, die Knochensubstanz. Mit DHEA kann Thomas also nicht nur bei seinen aktuellen Beschwerden geholfen werden, sondern es kann ihn auch vor altersbedingten Erkrankungen schützen.

Durch den Ersatz von Testosteron wird sich auch die Stimmung von Thomas bessern; sein sexuelles Interesse steigt wieder und er wird sich deutlich weniger gereizt fühlen. Ein weiterer und zugleich sehr gesunder Effekt von Testosteron ist sein positiver Einfluss auf die ungesunden Fettzellen, die seine Muskeln am Bauch deutlich verdecken. Testosteron sorgt dafür, dass sich wieder ausreichend Muskelmasse bilden kann. Bei Thomas hat sich das angesammelte Bauchfett zu einem Risikofaktor für zukünftige Erkrankungen entwickelt. Das sollte sich wieder ändern. Durch seine individuelle Testosterondosierung werden sich keine überdimensionalen Muskeln entwickeln. Es geht lediglich darum, den Stoffwechsel dahingehend zu verändern, dass Muskeln überhaupt wieder aufgebaut werden können und Bauchfett abgebaut werden kann. Das ist in der ungünstigen hormonellen Situation, in der sich Thomas derzeit befindet, kaum möglich.

Aus Pregnenolon und Progesteron kann DHEA gebildet werden. Ist ausreichend Pregnenolon vorhanden, können die Hormone hergestellt werden, an denen es besonders mangelt. Pregnenolon wirkt damit bei starkem Hormonmangel auf einer grundlegenden Basis ausgleichend auf den gesamten Hormonhaushalt und verbessert sowohl Schlafqualität als auch Stimmung. Progesteron wirkt angstlösend und gilt als natürliches Antidepressivum.

Thomas erhält DHEA, Pregnenolon, Testosteron und Progesteron kombiniert in einer Schmelztablette. Er nimmt morgens und abends nach den Mahlzeiten jeweils eine halbe Schmelztablette. Alternativ lassen sich DHEA und Pregnenolon auch morgens als Kapsel und Progesteron abends als Kapsel einnehmen, Testosteron lässt sich ebenfalls morgens als Hormongel verabreichen. Thomas findet es jedoch bequemer, jeweils nur morgens und abends eine halbe Lutschtablette einzunehmen.

Obwohl die Gelenkschmerzen von Thomas ein Zeichen für einen Östrogenmangel sein können, sollte er vorerst keine Östrogene einnehmen, weil sein Östrogenmangel im Blutbild nicht sehr ausgeprägt ist. Hier können wieder die Umbauprozesse der anderen Hormone helfen. Weil aus Testosteron auch Östrogene gebildet werden, kann solch ein geringes Östrogendefizit auch durch Testosteron ausgeglichen werden. Bei Männern sollte regelmäßig die Prostata untersucht und der PSA-Wert überprüft werden. Der PSA-Wert ist ein wichtiger Marker, um festzustellen, ob es zu Prostata-Veränderungen kommt. Weil Thomas auch Progesteron einnimmt, schützt er sich vor einer gutartigen Prostatavergrößerung.

Teil III

Chronische Erkrankungen mit bioidentischen Hormonen behandeln: Fallbeispiele mit Behandlungsplänen

13. Depression – alles „nur“ psychisch?

Sie fühlen sich schlecht und elend. Manchmal fühlen Sie sich auch noch deprimiert. Und wenn es ganz schlimm kommt, dann fragen Sie sich, wie Sie diesen Tag bloß bewältigen sollen. Aus Erfahrung wissen Sie aber, dass es sich wieder ändert: Schon nach einigen Stunden oder am nächsten Tag steigt die Stimmung. Ihre Gefühlswelt hat sich wieder eingependelt. Ganz wie von selbst, ohne dass Sie etwas dafür getan hätten. Das klappt oft, aber nicht immer.

Wie wir uns fühlen, darüber entscheidet ein Wechselspiel aus unterschiedlichen Faktoren. Wir können diese Faktoren, die sich auf unsere Stimmung auswirken, leider nicht immer so nachvollziehen und zuordnen, wie beispielsweise die Schmerzen am Fuß, wenn wir gegen den Türrahmen gestoßen sind. Wenn Sie sich ohne äußeren Grund und über lange Zeit immer müde, abgeschlagen und antriebslos fühlen oder unentwegt ins Grübeln kommen, dann haben Sie es noch schwerer mit einer eigenen Diagnose. Ändert sich dieser Zustand nicht mehr oder verschlechtert er sich, dann leiden Sie möglicherweise an einer Depression.

Bei einer echten Depression können Sie sich selbst nicht mehr „aufraffen“. Es gelingt Ihnen einfach nicht mehr, alltägliche Dinge zu tun, jede Form von Energie und Motivation scheint verloren. Was Ihnen sonst Freude gemacht hat, interessiert Sie nun nicht mehr. Ihre Gedanken bewegen sich im Kreis und Sie kommen aus dem Grübeln nicht heraus. Sie sind beispielsweise fest davon überzeugt, in Ihrem Leben alles falsch oder zumindest einen folgenschweren Fehler gemacht zu haben. Ein solcher Zustand kann einige Zeit andauern und sich auch noch weiter verschlechtern; dann wird selbst das Zähneputzen zu einer Tortur, die Sie lieber gleich bleiben lassen. Sie merken nun auch, dass Sie weder Freude noch Wut empfinden können, alles zerfließt zu einer

Art beängstigender Empfindungslosigkeit; innere Leere dominiert den Ort, wo früher einmal die lebhaften Schwingungen Ihrer Gefühle wohnten. Sie können nicht einmal mehr trauern. Alles um Sie herum erscheint weit weg und ohne Bezug, es wird sinnlos. Je länger dieser Zustand anhält, desto schlechter geht es Ihnen.

Depressionen können sehr unterschiedliche Gründe haben, wie bei vielen Krankheiten. Eine genetische Veranlagung kann eine Ursache sein. Allerdings spielen auch anhaltender Stress, ein tragisches Lebensereignis oder Stoffwechselstörungen im Gehirn eine Rolle. Neuere Forschungen kommen sogar zum Ergebnis, dass Nahrungsmittelunverträglichkeiten zu leichten Depressionen führen können.

Depressionen sind meist auch mit Ängsten verbunden. Besonders die Angst, nicht wieder gesund zu werden, spielt eine große Rolle und kann zu einem Teufelskreis führen. Jeder gute Tag wird ängstlich beäugt und die Betroffenen fragen sich, wie lange dieser Zustand wohl anhalten mag. Es kann auch sein, dass Leiden, Schmerzen und Veränderungen am Körper im Vordergrund stehen. Alles wird genau beobachtet, jede Veränderung wird wahrgenommen und die Angst, etwas Schlimmes könnte im Gange sein, beschäftigt die Patienten. Um einen Anhaltspunkt dafür zu bekommen, wie stark die Beschwerden sind, orientieren sich Therapeuten an einer einfachen Skala, die drei Schweregrade von Depressionen vorsieht: leicht, mittelgradig und schwer. Bei der mittelgradigen und schweren Form kommen noch körperliche Beschwerden dazu. Leiden Sie an einer mittelgradigen bis schweren Depression, kann es sein, dass Sie z. B. plötzlich rapide abnehmen, nicht mehr erholsam durchschlafen können oder Ihr Interesse an Sexualität geschwunden ist.

In sehr schweren Fällen können noch psychotische Symptome hinzukommen. Besonders häufig tauchen hier ein „Schuldwahn" oder „Verarmungswahn" auf. Sind Sie davon betroffen, kann Ihnen niemand mehr das Gefühl nehmen, etwas Falsches getan zu haben, etwas, das sich nicht mehr rückgängig machen lässt. Sie steigern sich in diese Vorstellung hinein und leiden deshalb dauerhaft unter einem schlechten Gewissen. Unter dem „Schuldwahn" leiden besonders häufig Frauen, während Männer eher von einem „Verarmungswahn" heimgesucht werden. All das kann Sie noch weiter unter Druck setzen. Schließlich haben Sie die Vorstellung, dass Sie allen zur Last fallen und der Grund dafür sind, dass es anderen Familienmitgliedern nicht gut geht. Fatal ist bei dieser schweren Ausprägung der Depression, dass Sie der Meinung sein können, alle anderen wären ohne Sie besser dran. Hier können dann erste Selbstmordgedanken ins Spiel kommen und im schlimmsten Fall sehen Sie den Suizid als letzten Ausweg.

Allerdings leiden nicht nur Menschen mit schweren Depressionen und Wahnvorstellungen unter Selbstmordgedanken. Sie können auch bei leichteren Ausprägungen bereits mit dem Gedanken spielen, sich das Leben zu nehmen. Weil eine Depression also tödlich enden kann, ist sie eine wirklich ernst zu nehmende Krankheit. Sie muss sehr gut diagnostiziert sein und Betroffene benötigen häufig eine psychotherapeutische Begleitung. Das ist besonders fatal, da die Zahl der Neuerkrankungen steigt, jedoch kaum Therapeuten zur Verfügung stehen. Sehr lange Wartezeiten können dafür sorgen, dass sich Depressionen verschlechtern und viele Patienten sich in eine Klinik einweisen lassen müssen, obwohl zu Beginn eine ambulante Unterstützung ausgereicht hätte.

Weil Depressionen Ausdruck sehr unterschiedlicher Ursachen sind, sind sie häufig auch schwer zu behandeln. In besonders schweren Fällen müssen Antidepressiva und andere Medikamente eingesetzt werden, mit denen Patienten sich häufig nicht von ihrer Depression befreit, sondern eher nur weiter gedämpft fühlen. Andere wiederum haben mit starken Nebenwirkungen zu kämpfen. Antidepressiva wirken auf unterschiedliche Weise: Von biochemischer Seite betrachtet, ist bei der Depression eine Störung im Serotonin- und Noradrenalinhaushalt relativ gut untersucht, aber auch nicht unstrittig. Viele Antidepressiva (SSRI, sogenannte Selektive Serotonin-Wiederaufnahmehemmer) zielen darauf ab, den Serotoninspiegel im Gehirn wieder zu erhöhen. Sie sollen dafür sorgen, dass an bestimmten Stellen im Gehirn das Serotoningleichgewicht hergestellt wird. Andere Medikamente (Monoaminooxidase-Hemmer) sorgen für eine Erhöhung der beiden Botenstoffe Serotonin und Adrenalin.

Von einer medikamentösen Therapie profitiert aber nur ein Teil der Patientinnen und Patienten, vielen bringt sie nicht den gewünschten Erfolg. Ein Grund dafür kann sein, dass die Medikamente nicht an der richtigen Stelle ansetzen, denn für eine erfolgreiche Diagnostik spielen die Ursachen der Depression eine große Rolle.

Depression und Hormone

Es gibt Depressionen, die eindeutig auf körperliche Probleme zurückzuführen sind. Zum Beispiel schlägt eine Schilddrüsenunterfunktion auf die Psyche, sie kann letztlich sogar zu einer Depression führen. Leiden Sie an einer Depression, die durch eine Unterfunktion der Schilddrüse verursacht wurde, dann werden Antidepressiva kaum helfen. Zuerst müssen die Schilddrüsenwerte wieder ins Lot kommen und oft verschwindet damit auch die Depression. Viele Frauen fühlen sich depressiv, wenn sie die Antibabypille nehmen; das verschwindet, sobald sie sie absetzen. Auch der „Babyblues" ist eine Form von Depression, die durch den hormonellen „Totalabsturz" nach der Geburt ausgelöst wird. In aller Regel ist diese postpartale Depression nach einigen Wochen überstanden, wenn sich der Hormonhaushalt wieder stabilisiert hat.

Depressionen tauchen aber immer wieder auch in anderen hormonellen Umstellungssituationen auf, allen voran in der Pubertät. Gerade in dieser Zeit, wenn die Geschlechtshormone stark ansteigen, neigen junge Frauen häufig zu Angststörungen oder sie verletzen sich selbst, junge Männer werden eher aggressiv oder entwickeln eine Depression. Frauen, die unter dem prämenstruellen Syndrom (PMS) leiden, haben unter dem Wechselbad der Hormone teilweise sogar Selbstmordgedanken. Und auch in den Wechseljahren, ganz egal, ob bei Frauen oder Männern, zählen ausgeprägte Stimmungsschwankungen zu den zentralen Beschwerden, manchmal auch bis hin zur Depression. Hormone sind viel mehr als das Zünglein an der Waage, wenn es um unser psychisches Wohl geht. Ein Mangel oder ein Ungleichgewicht kann uns sehr deutlich aus der Bahn werfen.

Depression: Der Patient Marcell

Vor einem halben Jahr wollte Marcell sich noch auf eine Stelle als Geschäftsführer bewerben, doch jetzt hat er sich dagegen entschieden. Ein

Grund dafür ist, dass der 46-Jährige keine Verantwortung übernehmen möchte. Bei Verhandlungen fühlt er sich nicht mehr durchsetzungsfähig, außerdem ist er oft gereizt und weiß nicht recht, weshalb.

Nachts wacht er auf und grübelt über die Arbeit. Früher war er überzeugt von seiner Tätigkeit in einer Werbeagentur, heute findet er das alles ziemlich sinnlos und er fragt sich immer öfter, warum er sich bei der Arbeit eigentlich so aufopfert. Auch sein Lieblingssport, das Rennradfahren in einer Gruppe, kann ihn seit Monaten nicht mehr motivieren, am Abend oder Wochenende die Wohnung zu verlassen. Seine Muskeln und sein sexuelles Interesse schwinden, er hat Kopfschmerzen und komisches Herzklopfen. Wegen des Herzklopfens war er schon mehrmals beim Kardiologen, jedoch ohne Ergebnis. Er hat oft das Gefühl, kurz vor einem Herzinfarkt zu stehen.

Ein Behandlungsplan für Marcell

In einem ausführlichen Gespräch mit Marcell stellte sich heraus, dass seine Depression vor etwa einem halben Jahr begonnen hat. Anfangs hat er sich einfach nur nicht gut gefühlt, dann wurden es immer mehr schlechte Tage, bis es nur noch schlechte Tage gab. Zuerst hat er es im Fitnessstudio bemerkt, als sich sein Herz komisch anfühlte, als würde es plötzlich viel kräftiger schlagen als sonst. Er spürte auch, dass er die Gewichte an der Hantelbank, mit denen er schon länger erfolgreich trainierte, schlechter stemmen konnte, und er war schneller erschöpft als früher. Diese Form der Erschöpfung und der Rückgang der Muskulatur sind bereits ein erster Hinweis auf einen möglichen hormonellen Zusammenhang mit Marcells Depression. Während Konferenzen begann sein Herz teilweise plötzlich so kräftig zu klopfen, dass er die Besprechung verlassen musste, um sich wieder zu sammeln. Marcell hat sein Herz sehr gründlich untersuchen lassen, aber auch das Langzeit-EKG konnte nichts Ungewöhnliches zeigen. Er hat auch festgestellt, dass er die regelmäßig auftretenden Konflikte mit einem Arbeitskollegen nun nicht mehr austragen wollte.

Diese Kombination aus körperlichen und psychischen Symptomen kann ein Hinweis auf einen Androgen- und Östrogenmangel sein. Hohe Belastungen im Beruf oder Alltag können dazu führen, dass

Testosteron und Östrogen abnehmen. Marcell soll am Vormittag vor 11 Uhr zur Blutabnahme kommen. Außerdem erhält er noch ein Test-Set für seinen Cortisolwert, der im Speichel bestimmt wird. Diese Hormonwerte sind hilfreich, um Marcells Beschwerden zu verstehen:

- FSH und LH (Steuerungshormone)
- Testosteron
- Freies Testosteron
- Dihydrotestosteron
- DHEA
- Pregnenolon
- Östradiol
- Cortisol
- SHBG
- Prolaktin

Um den Cortisolspiegel zu messen, muss Marcell innerhalb von 24 Stunden fünfmal zu unterschiedlichen Uhrzeiten seinen Speichel in speziellen Röhrchen sammeln. So lässt sich herausfinden, ob die Cortisolproduktion so stattfindet, wie sie im Tagesverlauf idealerweise funktionieren sollte. Normalerweise sind die Cortisolwerte am frühen Morgen am höchsten, denn Cortisol hilft uns, wach zu werden und in die Gänge zu kommen. Im Laufe des Tages sinkt der Spiegel langsam wieder ab und bis zum Abend sollte der Cortisolwert so niedrig sein, dass wir müde werden und gut einschlafen können. Ist dieser Verlauf gestört, beeinflusst das oft auch andere wichtige Hormone. Wenn Sie etwa zur üblichen Schlafenszeit nicht müde werden, sondern mitten in der Nacht von einem neuen Energieschub überrascht werden, freuen Sie sich bitte nicht zu früh, denn dann funktioniert Ihre Cortisolproduktion nicht ordnungsgemäß. Sie schütten zu später Stunde zu viel Cortisol aus, wenn Ihr Körper eigentlich Erholung und Ruhe benötigt und viele wichtige hormonelle Regenerationsprozesse ablaufen, die von einem hohen Cortisolspiegel empfindlich gestört werden. Bei starkem Stress, wie ihn Marcell erlebt, kann das aus dem natürlichen Rhythmus geratene Cortisol das wichtige DHEA senken. Cortisol und DHEA sollten in einem ausgewogenen Gleichgewicht zueinanderstehen, sie sollten sich ausbalancieren. Funktioniert das aufgrund von anhaltendem Stress nicht mehr und steigt der Cortisolspiegel in der Nacht zu stark an, dann kann nicht ausreichendend DHEA gebildet werden. Damit aber nicht genug: Hält der Stress dauerhaft an, sind die Nebennieren, die Cortisol und DHEA produzieren, so erschöpft, dass auch kein Cortisol mehr gebildet wird. Das ist bei Männern mit Depressionen oft der Fall.

Marcell hat einen anstrengenden Beruf, der ihm bisher Freude bereitet hat, doch aus irgendeinem Grund hat sich das nun geändert. Er kann sich nicht erklären, warum ihm weder seine Arbeit noch sein Hobby keinen Spaß mehr machen. Auf hormoneller Ebene lassen sich in Marcells Blutbild und in seinem Speicheltest hier eine Erklärung finden: Im Speicheltest sind unnatürliche Schwankungen des Cortisolwertes im Tagesverlauf zu sehen. Das Blutbild zeigt einen Mangel an freiem Testosteron, an Dihydrotestosteron und an DHEA. Fehlt es an freiem, also stoffwechselaktivem Testosteron, kann das dazu führen, dass Marcell deutlich weniger angriffslustig und kampfbereit ist, wenn es z. B. um seine Arbeit geht. Außerdem führt ein niedriger Testosteronspiegel zu steigender Gereiztheit. Das kennt Marcell allzu gut, denn vor allem beim Autofahren steigen seine Aggressionen.

Ein niedriger DHEA-Wert sorgt für ein weiteres Problem. DHEA lässt Männer und Frauen gleichermaßen belastbarer und ruhiger werden und harmonisiert den Cortisolspiegel. Auch Pregnenolon als Vorläufer von DHEA ist ein wichtiger Botenstoff in unserem Gehirnstoffwechsel. Pregnenolon stabilisiert die Psyche, indem es während seiner Um- und Abbauprozesse Substanzen bildet, die ähnlich wie ein Beruhigungsmittel wirken.

Marcells Cortisolproduktion läuft nicht mehr regelgerecht ab; am Morgen, wenn das Cortisol benötigt wird, um in den Tag zu starten, wird zu wenig ausgeschüttet. Erst am Nachmittag und Abend steigt es an. Er fühlt sich dann innerlich aufgewühlt und fahrig und hat gleichzeitig weder Lust noch Kraft diese Gefühle durch Sport abzubauen, wie er es vor einem halben Jahr noch regelmäßig getan hat. Nach einer extremen sportlichen Anstrengung fühlt er sich immer häufiger gereizt und aufgeputscht anstatt entspannt – Marcell hat das Gefühl unter „Dauerstrom“ zu stehen.

Männer neigen häufiger als Frauen dazu, sich beim Sport gerade abends stark abzukämpfen, was den Cortisolspiegel am Abend steigen lässt. Ist der Cortisolhaushalt erst einmal gestört, wird meist auch die DHEA-Produktion in Mitleidenschaft gezogen. Weil aber DHEA die Vorstufe für wichtige andere Hormone ist, beginnt hier oft eine hormonelle Abwärtsspirale. Auf körperlicher Ebene könnte das Marcells Depression eingeleitet haben. Auf psychischer Ebene kann man sich ebenfalls fragen, warum Marcell so hart arbeitet. Es kann auch dann zu Stress kommen, wenn bestimmte innere Glaubenssätze existieren, die dringend erfüllt werden müssen. Auch diese Art von Stress lässt sich im Körper messen. Hier stellt sich die Frage nach der Henne und dem Ei: Haben die eigenen überhöhten Erwartungen zu Stress geführt? Oder haben zu intensiver Sport und beruflicher Stress die Depression verursacht?

Auf körperlicher Ebene kann Marcell selbst Substanzen bilden, die ihn entspannter, glücklicher, konzentrierter und leistungsfähiger machen. Daran mangelt es derzeit jedoch und deshalb kommt es zu einem Ungleichgewicht. Wichtige Botenstoffe für das Gehirn können nicht mehr richtig produziert werden oder werden zu schnell abgebaut, sodass sie gar nicht erst wirken können. Das hat einen fatalen Einfluss auf sein Empfinden und seinen Körper, denn am Ende einer langen Phase von körperlichem und psychischem Stress hat sich bei Marcell eine Depression entwickelt. Weil Hormone als Beruhigungsmittel und Stimmungsaufheller wirken, kann es sinnvoll sein, sie als körpereigene Substanz anstatt eines Antidepressivums mit vielen Nebenwirkungen auszuprobieren. Es gibt bereits einige klinische Studien und auch viele Anwendungsbeobachtungen, die zeigen, dass die Behandlung bestimmter Depressionsformen mit bioidentischen Hormonen erfolgversprechend ist.

Marcell erhält bioidentische Hormone zur Anwendung in der Wangentasche. Seine Schmelztabletten enthalten genau die Hormone, die ihm fehlen: Testosteron, Pregnenolon und DHEA. Zwei Wochen nach Beginn der Therapie soll Marcell sich melden und berichten, wie es ihm ergangen ist. Zudem soll er sich moderat bewegen, denn Bewegung ist für unser Hormonsystem sehr wichtig. Hier reicht es allerdings schon, eine kleine Runde um den Block zu drehen oder zu

Hause einige Gymnastikübungen zu machen. Weil Marcell sich offenbar schon immer sehr intensiv mit seiner Arbeit identifiziert hat, ist es sinnvoll, wenn er sich auch psychologische Unterstützung sucht. Denn häufig spielt das eigene Erleben und auch die Vergangenheit bei der Entwicklung einer Depression eine große Rolle. Aus Erfahrung wissen wir, dass es ein halbes Jahr dauern kann, bis Marcell sich wieder richtig gut fühlt.

14. Bluthochdruck – Tod auf leisen Sohlen

Nicht alles, was wehtut, bringt uns auch um. Aber ziehen Sie hieraus nur nicht den Umkehrschluss! Denn auch wenn es nicht wehtut, kann es uns schaden. Es gibt „sanfte“ Erkrankungen, die uns ganz langsam, aber grundlegend krank machen, Bluthochdruck ist hierfür ein Beispiel. Bei vielen Patienten wäre es übertrieben zu sagen, dass sie unter Bluthochdruck „leiden“, denn sie leiden überhaupt nicht. Sie spüren nicht, was im Körper vor sich geht, und hätten sie sich nicht für eine routinemäßige Kontrolluntersuchung entschieden, wäre ihr Blutdruckproblem vermutlich gar nicht entdeckt worden. Das Schlimmste am Bluthochdruck ist die Tatsache, dass er sehr lange ganz unbemerkt Gefäße zerstört und schwerwiegende Erkrankungen nach sich ziehen kann. Schlaganfall, Herzinfarkt und die koronare Herzkrankheit sind nur einige Beispiele für zum Teil tödlich verlaufende Erkrankungen, die durch Bluthochdruck begünstigt werden.

Typische Symptome gibt es leider besonders bei mildem Bluthochdruck nicht. Kopfschmerzen am Morgen, Schlaflosigkeit und Übelkeit treten zusammen mit Schwindel und Nasenbluten auch bei vielen anderen Erkrankungen auf. Sie können aber Hinweise auf Bluthochdruck sein, genauso wie eine Müdigkeit tagsüber. Schätzungen zufolge sind bis zu 50 Prozent der Gesamtbevölkerung von Bluthochdruck betroffen. Vor allem Menschen in den Industrieländern trifft es deutlich häufiger. Bluthochdruck galt immer als eine Erkrankung älterer Menschen, aber hier hat sich mittlerweile einiges verschoben, denn die Patientinnen und Patienten werden immer jünger. Im jüngeren Lebensalter sind Männer noch etwas häufiger betroffen als Frauen, ab dem 60. Lebensjahr steigt dann aber die Zahl bei den Frauen steiler an. Ein wesentlicher Grund dafür ist, dass die gefäßschützenden Hormone bei Frauen nach den Wechseljahren drastisch zurückgehen.

Unter Bluthochdruck kann sich jeder etwas vorstellen. Der Druck des Blutes, das durch unseren Körper strömt, ist zu hoch. Genauer gesagt ist es der Druck in den Arterien. Die Arterien sind die Blutgefäße, die das Blut vom Herzen ausgehend in den Körper leiten. Der umgekehrte Weg, also wieder zurück zum Herzen, führt über die Venen. Das Herz übernimmt hierbei die Rolle einer Pumpe. Es ist ein großer, aber wichtiger Muskel mit vier Kammern. Wenn sich die linke Herzkammer zusammenzieht, wird das Blut in die Arterien und damit aus dem Herzen heraus zum Körper gepumpt. Diese Phase des Blutkreislaufs nennt sich Systole (griechisch für „zusammenziehen"). Der Druck, der dabei maximal in den Arterien erreicht wird, ist der systolische Druck. Sie müssen bedenken, dass ein gewisser Druck auch notwendig ist, um die kleinsten Gefäße in den Fingern oder in den Zehen mit Blut zu versorgen. Damit neues Blut in die Arterien gepumpt werden kann, muss sich die linke Herzkammer dann wieder ausdehnen und mit Blut füllen. Diese Ausdehnung wird als Diastole (griechisch „Ausdehnung) bezeichnet. Der Druck, der dabei in den Arterien gemessen wird, ist der diastolische Druck.

Beim Arzt erhalten Sie beim Blutdruckmessen immer zwei Werte, sie bilden ab, was in Ihrem Herz bzw. in den Arterien passiert. Der „obere" Wert ist der systolische Wert, der „untere" Wert der diastolische. Von Bluthochdruck spricht man, wenn der obere Wert deutlich über (systolisch) 140 mmHg und der untere (diastolisch) über 90 mmHg liegt. Wichtig ist dabei allerdings, dass es weniger um Momentaufnahmen geht. Unser Blutdruck verändert sich ständig, weil er sich auf unterschiedliche Situationen einstellen muss. Erst wenn der Blutdruck dauerhaft deutlich über 140 zu 90 liegt, dann ist die Gefahr groß, dass Ihre Gesundheit langfristig Schaden nimmt. Deshalb bekommen Sie bei Verdacht auf Bluthochdruck auch ein Langzeitblutdruckmeßgerät, das 24 Stunden lang Ihren Blutdruck misst und die Werte speichert.

Den Blutdruck zu messen, ist übrigens gar nicht so einfach. Viele Menschen sind aufgeregt, wenn sie zum Arzt gehen, besonders dann, wenn sie einen erhöhten Blutdruckwert befürchten. Daher ist es wichtig, bestimmte Dinge zu beachten. Das Wichtigste ist, den Blutdruck nicht nur einmal zu messen, sondern dreimal mit einer Pause von einigen Minuten. Die zweiten und dritten Messwerte liegen dann in der Regel niedriger als der erste Wert. Außerdem sollten Sie nicht die Treppe benutzen, wenn Sie den Blutdruck in einer Arztpraxis messen lassen wollen. Setzen Sie sich zuerst fünf Minuten ruhig hin, bevor gemessen wird, nur so erhalten Sie einen realistischen Blutdruckwert.

Bluthochdruck und Hormone

Frauen, die mit der Antibabypille verhüten, können Bluthochdruck entwickeln. Das ist deshalb bemerkenswert, weil bioidentisches Östrogen in der richtigen Menge eigentlich den Blutdruck senkt. In den meisten Antibabypillen ist jedoch kein bioidentisches, sondern künstliches Östrogen enthalten, das den Blutdruck erhöht. Aber auch dann, wenn Sie deutlich zu viel bioidentisches Östrogen verwenden oder eine Östrogendominanz infolge eines Progesteronmangels vorliegt, kann sich der Blutdruck erhöhen.

Östrogene haben Einfluss auf einen Mechanismus, der den Blutdruck reguliert. Sind Sie mit der richtigen Menge an körpereigenen oder bei Hormondefiziten mit bioidentischen Östrogenen versorgt, dann ist alles im Lot. Wenn nicht, gerät ein Mechanismus aus dem Takt, der in der Medizin als Renin-Angiotensin-Aldosteron-System (RAAS) bezeichnet wird. Renin ist ein Enzym, das in der Niere gebildet wird. Es spaltet das in der Leber gebildete Angiotensinogen auf, dabei entsteht Angiotensin I. Dieses Angiotensin I wird durch das Enzym ACE (Angiotensin-Converting-Enzym) zu Angiotensin II. Nun kommt der entscheidende Punkt: Das so entstandene Angiotensin II sorgt dafür, dass sich die kleinsten Gefäße in unserem Körper zusammenziehen, und dadurch erhöht sich der Blutdruck. Künstliche Östrogene sowie eine Überdosierung von bioidentischen Östrogenen stimulieren das ACE und führen so zu Bluthochdruck. Vielleicht haben Sie schon einmal von sogenannten ACE-Hemmern gehört oder müssen selbst solch ein Medikament einnehmen. Nun wissen Sie, dass ein ACE-Hemmer die Bildung von Angiotensin II verhindert und deshalb den Blutdruck senkt.

Künstliche Östrogene, wie sie in der Antibabypille oder bei der konventionellen Hormontherapie vorkommen, können bewirken, dass über diesen Mechanismus der Blutdruck zu stark ansteigt. Das wird vor allem deshalb zum Problem, weil bei der konventionellen Hormontherapie der Hormonstatus häufig nicht überprüft wird und künstliche Hormone dadurch häufig in viel zu hohen Dosierungen eingenommen werden.

Die Schwangerschaft mit ihrem sehr hohen Östrogenspiegel ist eine typische Phase, in der es zu Bluthochdruck kommt. Östrogen übernimmt vielfältige Aufgaben in dieser Zeit, denn damit sich der Embryo im Körper der Frau entwickeln kann, müssen die Gefäße über das Östrogen mitmoduliert werden. Zum Glück ist Bluthochdruck in der Schwangerschaft zeitlich begrenzt. Häufiger und auch gefährlicher ist es, dass Frauen zu Beginn der Wechseljahre und auch später zu Bluthochdruck neigen und oft nicht wissen, was die Ursache ist.

Bluthochdruck: Die Patientin Anke

Anke hat seit einiger Zeit Kopfschmerzen, die nur am Morgen auftreten. Hin und wieder leidet sie auch unter leichten Schwindelattacken. Tagsüber ist die 45-jährige Patientin müde und am Abend kann sie nicht gut einschlafen. Bevor sie in unsere Praxis kam, war sie bereits beim Kardiologen. Ihre Hausärztin, die sie wegen der Kopfschmerzen aufgesucht hatte, stellte einen zu hohen Blutdruck von 160 zu 105 mmHg fest. Das ist zwar noch nicht extrem hoch, aber mit einem Blutdruckmessgerät zu Hause sollte sie ihn regelmäßig überprüfen. Schließlich stellt Anke fest, dass ihr Blutdruck offenbar dauerhaft zu hoch ist. Da noch weitere Symptome hinzukamen, hat ihre Hausärztin sie zum Kardiologen überwiesen. Dort wurde ihr ein Langzeitblutdruckmessgerät angelegt, das 24 Stunden lang den Blutdruck misst. Bei der Auswertung zeigt sich, dass Anke unter einem leicht erhöhten Blutdruck leidet, der sich bei Belastung weiter verstärkt, deshalb bekommt sie ein blutdrucksenkendes Medikament verschrieben.

Ein Behandlungsplan für Anke

Anke möchte wissen, ob ihr Bluthochdruck eine hormonelle Ursache hat. Anke hat Bedenken wegen der aufgeführten Nebenwirkungen der blutdrucksenkenden Medikamente und möchte eine Alternative ausprobieren. Die Patientin ist 45 Jahre alt und wir vermuten, dass ein

Grund für ihren erhöhten Blutdruck darin liegt, dass die Produktion von Geschlechtshormonen im Körper nachlässt. Ob das der Fall ist, lässt sich mithilfe eines Hormonstatus herausfinden. Weil Anke einen deutlich verlängerten Zyklus von 32 Tagen hat, soll die Blutabnahme nicht wie üblich zwischen dem 19. und 21. Zyklustag stattfinden, sondern zwischen dem 23. und 25. Zyklustag. Diese Hormone wurden überprüft:

- LH und FSH
- Progesteron
- Östrogen
- Östradiol
- Freies Testosteron
- Testosteron
- DHEA

In Ankes Blutbild zeigte sich ein beginnender Östradiolmangel. Östrogene haben einen schützenden Effekt auf Herz und Gefäße. Sie senken den Cholesterinspiegel und normalisieren den Herzrhythmus. Für Anke ist es besonders wichtig, dass die Östrogene außerdem die Gefäße über das Renin-Angiotensin-Aldosteron-System weitstellen und so den Blutdruck senken können. Ein ausgeglichener Östrogenhaushalt ist für ein gesundes Herz und gesunde Gefäße besonders wichtig. Hier kann versucht werden, den Bluthochdruck mit Östrogenen zu senken. Weil Östrogen als Gegenspieler Progesteron benötigt, soll Anke auch Progesteron einnehmen.

Sie erhält individuell dosierte Schmelztabletten, die sie ihrem Zyklus entsprechend anwenden soll: Ab dem 7. Zyklustag, d. h. nach Ende der Menstruation, nimmt sie Lutschtabletten mit Östradiol und Östriol ein. Ab dem 17. Zyklustag bis zum Einsetzen der nächsten Menstruation nimmt sie dann anders dosierte Lozenges ein, die ein wenig mehr Östradiol und Östriol sowie zusätzlich Progesteron enthalten. Mit Beginn der Menstruation setzt sie die Hormone für sechs Tage ab. Bei einem kürzeren Zyklus könnte sie mit dem Progesteron durchaus am 12. oder 13. Zyklustag beginnen.

Nach nur zweiwöchiger Therapie hat sich der Blutdruck bei Anke bereits normalisiert.

15. Migräne – der „andere" Kopfschmerz

Oft kündigt sie sich langsam an mit Unwohlsein, Müdigkeit oder Verdauungsstörungen. Dann beginnt ein Ziehen, das meist einseitig den Hinterkopf befällt. Manche Betroffenen berichten auch, dass sie vor dem Einsetzen der Migräne Veränderungen des Geruchsinns wahrnehmen. Die Patienten erleben die Schmerzen bei Migräneanfällen als dumpf und diffus, andere wiederum spüren ein bohrendes Stechen. Bei einem Teil kündigt sich die Migräne mit einer sogenannten Aura an; sie ist ein neurologisches Symptom der Migräne, die als Wahrnehmungsstörung mit unscharfem Sehen oder einem Flimmern erlebt wird.

Während der Migräneattacke können die Schmerzen immer stärker werden, und zwar so sehr, dass die Wahrnehmung gestört wird. Typischerweise verstärkt sich bei Migräne der Schmerz durch Bewegung weiter. Auch Übelkeit und Erbrechen können als Begleitsymptome auftreten. Oft lösen grelles Licht und laute Geräusche weitere Schmerzschübe aus oder werden zumindest als sehr unangenehm empfunden. Meist hilft den Betroffenen dann nur noch, ruhig und möglichst ohne Außenreize im Dunkeln zu liegen und abzuwarten, bis die Attacke vorbei ist. Migräneattacken können schon nach einigen Stunden überwunden sein, sie können die Betroffenen aber auch tagelang quälen. Es gibt derzeit zwar viele unterschiedliche Ansätze für ein besseres Verständnis der Migräne, warum sie jedoch entsteht, ist noch ungeklärt. Stress und Nahrungsmittelunverträglichkeiten stehen neben den hormonellen Ursachen ganz oben auf der„Täterliste". Bei Migräne sind wieder einmal deutlich mehr Frauen als Männer betroffen, was ein Hinweis auf einen hormonellen Zusammenhang sein kann. Schließlich sind bei Frauen die hormonellen Schwankungen deutlich stärker ausgeprägt als bei Männern; manche Frauen trifft es schon sehr früh, also lange vor Einsetzen der Wechseljahre.

Migräne: Die Patientin Sophie

Die 33-jährige Patientin Sophie berichtet, dass sie bereits seit ihrem 14. Lebensjahr unter Migräne leidet. Ihre Lichtempfindlichkeit ist so ausgeprägt, dass sie einen Tag mit Migräne nur im dunklen Zimmer verbringen kann. Auch Übelkeit und Erbrechen sind häufige Begleiterscheinungen. Sophie kann oft nur noch unscharf sehen, wenn sich eine Migräneattacke ankündigt. Zudem hat sie dann häufig Heißhunger auf Salziges oder Süßes. Vor allem ihre linke Kopfhälfte ist stark betroffen von dem pausenlos pulsierenden Schmerz. Die Dauer der Migräne hat sich im Laufe der Zeit von einem Tag auf drei Tage gesteigert. Sie hat schon viele Therapien ohne Erfolg ausprobiert. Auch die Einnahme der Antibabypille, die ihr in der Pubertät gegen Migräne empfohlen wurde, hat nicht geholfen. Lediglich während ihrer beiden Schwangerschaften war sie beschwerdefrei. Irgendwann wurde ihr klar, dass die Migränebeschwerden meist kurz vor Einsetzen der Regelblutung beginnen. Die Pille hat Sophie abgesetzt, da sie das Gefühl hat, die Situation wird dadurch verschlimmert. Ist Sophies Migräne ein hormonelles Problem?

Ein Behandlungsplan für Sophie

Die Beschwerden, die Sophie beschreibt, sind Symptome der klassischen Form der Migräne. Bei dieser Form treten Wahrnehmungsstörungen im Sichtfeld auf, sie leidet also an einer Migräne mit sogenannter Aura. Wichtig bei der Überlegung, ob der Patientin eine Hormontherapie helfen kann, ist es abzuklären, welche Anzeichen es für eine hormonelle Störung gibt, die eine mögliche Ursache ihrer Beschwerden sein kann. Nur dann ist es sinnvoll, auch einen Versuch mit bioidentischen Hormonen zu unternehmen.

Bei Sophie gibt es hier sehr deutliche Hinweise auf einen hormonellen Zusammenhang zwischen ihren Migräneanfällen und hormonellen Veränderungen. Das ist allerdings nicht bei allen Migränepatientinnen der Fall, weshalb auch nicht alle von einer Hormontherapie profitieren. Bei Sophie liegt die Vermutung einer hormonellen Störung jedoch nahe, da sie mit ihrem ersten Menstruationszyklus auch die ersten migräneartigen Kopfschmerzen bekam. Sophie führt ein Kopfschmerztagebuch, indem sie regelmäßig notiert, wann ihre Migräneschmerzen beginnen und wann sie wieder abklingen. So wird deutlich, dass die Migräneanfälle immer erst in der zweiten Zyklushälfte einsetzen. Ihre Schmerzen beginnen also kurz vor der Menstruation und dauern in den ersten Tagen der Menstruation noch an. Neben diesen wichtigen Hinweisen deutet die migränefreie Zeit während der Schwangerschaft ebenfalls auf eine hormonelle Ursache hin. Um darüber Gewissheit zu erhalten, ist eine Untersuchung bestimmter Hormone sinnvoll.

Bei Sophie ist ein komplettes Hormonprofil nicht zwingend notwendig; bei Migräne ist es jedoch besonders wichtig, den Östrogenspiegel zu bestimmen. Die Östrogene spielen bei Migräne eine besondere Rolle, aber auch der Progesteronwert sollte betrachtet werden. Die Blutabnahme sollte in der zweiten Zyklushälfte zwischen dem 19. und 21. Zyklustag stattfinden und folgende Werte umfassen:

- FSH (als Kontrollparameter)
- Östradiol
- Östriol
- Progesteron

Östrogen kann kleinste Blutgefäße in der Hirnhaut erweitern. Ob und wann das geschieht, hängt von verschiedenen Faktoren ab. Dabei spielt Stickstoff eine ganz besondere Rolle. Ein bestimmtes Östrogen, das 17-Beta-Östradiol, sorgt dafür, dass hohe Mengen an Stickstoff freigesetzt werden und sich diese kleinen Blutgefäße erweitern. Dies erhöht auch das Risiko von Schwellungen und Wasseransammlungen (Ödeme) im Gehirn, die dort wiederum zu schmerzhaftem Druck führen können. Östrogene erweitern also die Gefäße und machen Schwellungen wahrscheinlicher; Progesteron wiederum verhindert diese Schwellungen. Östrogene können auch Entzündungsreaktionen fördern. Besonders 17-Beta-Östradiol kann Histamin freisetzen, das bei Entzündungsreaktionen eine besondere Rolle spielt und Gewebe anschwellen lässt. Wichtig ist, dass hier immer die ganz Gruppe der Östrogene gemeint ist. Auch wenn noch andere Mechanismen an diesen Vorgängen beteiligt sind, so ist doch geklärt, dass ein Ungleichgewicht der Östrogene und des Progesterons mit zu den Hauptverursachern gehören. Migränepatientinnen, bei denen ein hormoneller

Zusammenhang besteht, leiden daher massiv unter einem zu hohen Östrogenspiegel und seinen Schwankungen sowie zu niedrigem Progesteronspiegel.

Sophie hat deshalb besonders in der zweiten Zyklushälfte vor der Menstruation mit ihrer Migräne zu kämpfen. Vor der Menstruation sinkt der hohe Progesteronspiegel stark ab und das Verhältnis zum Östrogen verschlechtert sich; es kommt zur Migräne.

Ähnlich verhält es sich in der Zyklusmitte um den Eisprung, wenn das Östrogen kurzzeitig stark in die Höhe schießt. Hier steht der wassereinlagernde und entzündungsfördernde Reiz des Östrogens ohne seinen ausreichend vorhandenen Gegenspieler Progesteron im Zentrum der Beschwerden und es kann zur Migräne kommen.

Diese drastischen Hormonschwankungen und das daraus resultierende Ungleichgewicht können also Probleme bereiten. Diese Mechanismen laufen während der Schwangerschaft nicht ab, weil hier die Hormonspiegel zwar hoch sind, aber eben nicht schwanken. Das kann erklären, weshalb Sophie während ihrer Schwangerschaft nicht unter Migräne litt.

Die Therapie einer hormonbedingten Migräne ist nicht einfach. Üblicherweise wird Frauen im gebärfähigen Alter geraten, die Antibabypille durchgehend einzunehmen, um hormonelle Schwankungen zu reduzieren. Das kann funktionieren, allerdings kommt es häufig zu Nebenwirkungen durch den dadurch ausgelösten kompletten Verlust von Östradiol und Progesteron. Es kann auch sein, dass eine Migräne durch die Pille überhaupt erst ausgelöst wird, denn wenn die falsche „Pille“ eingenommen wurde, fluten die Östrogene innerhalb weniger Stunden massiv an, um dann, nur wenige Stunden später, wieder drastisch abzusinken.

Bei Sophie kann es hilfreich sein, niedrige Dosen Östrogen über ein Gel zu verabreichen, um die Schwankungen und das Ungleichgewicht der Hormone in der Zyklusmitte um den Eisprung und vor der Menstruation abzumildern. Gerade bei Migräne spielt Progesteron eine wichtige Rolle, weil es als Gegenspieler zum Östradiol ausgleichend wirkt.

Sophie soll ein niedrig dosiertes Östrogengel vom 17. Zyklustag bis zum Beginn der Menstruation verwenden, um eventuelle Östrogenschwankungen abzufangen. Ebenfalls ab dem 17. Zyklustag bis einschließlich in die ersten 3-4 Tage der Blutung nimmt sie zusätzlich am Abend eine Kapsel Progesteron oral ein. Es dauert einige Zyklen, um mithilfe von bioidentischen Hormonen den natürlichen Menstruationszyklus so zu stabilisieren, dass die Migräne nicht mehr auftritt.

Im Lauf der Therapie wurden die Migräneanfälle von Sophie immer milder und kürzer, bis nach fünf Zyklen keine Anfälle mehr auftraten.

In der Menopause kann die Situation durchaus einfacher sein – hier ist die Östrogenmangel-Migräne bekannt, wenn der Mangel der Östrogene die entscheidende Komponente darstellt. In der Therapie wird Östradiol zusammen mit Progesteron gegeben, und zwar in teilweise recht hoher Östradioldosierung.

16. Rheumatoide Arthritis – wenn sich die Gelenke entzünden

Meist fängt die rheumatoide Arthritis langsam an. Am Morgen tun die Gelenke an den Fingeransätzen weh, sie fühlen sich stundenlang steif und unbeweglich an. Erst im Laufe des Tages wird es dann langsam besser. Manchmal fällt schon das Aufstehen schwer, denn auch in den Zehengelenken haben sich Schmerzen breitgemacht. Auch hier sind meistens die Gelenke nah am Fuß betroffen, also dort, wo der Zeh beginnt. Finger- und Fußgelenke können auch heiß und rot werden oder anschwellen. Manche Patienten fühlen sich auch abgeschlagen und erschöpft oder haben eine leicht erhöhte Temperatur, was oft dann der Fall ist, wenn ein Schub auftritt. Ein solcher Entzündungsschub kann mehrere Wochen dauern. Er kann alle paar Monate auftreten oder auch viel seltener. Es gibt sogar Patienten, die nur einen einzigen Schub erleben und deren Arthritis dann ausgeheilt ist, das ist allerdings nicht die Regel. Später breiten sich die Schmerzen und Schwellungen oft auf andere Gelenke aus. Selbst wenn anfangs nur die kleinen Gelenke betroffen sind, können später immer mehr auch die großen Gelenke befallen werden. Sowohl in Hand- und Kniegelenken können sich Entzündungen einstellen, aber auch Hüft- und Fußgelenke sind nicht unüblich. Werden diese Entzündungen nicht gebremst, können sich die Gelenke schließlich so verformen, dass an Fingern oder Zehen eine Fehlstellung zu sehen ist.

Die Ursache, die zum Ausbruch der rheumatoiden Arthritis führt, ist noch nicht eindeutig geklärt. Es gibt aber Erklärungsansätze, die aus unterschiedlichen Richtungen kommen: Eine Theorie sieht die rheumatoide Arthritis genetisch verankert, was in Studien an Zwillingen auch nachgewiesen werden konnte. Auch ein negativer Einfluss von Umweltgiften wird diskutiert und es wird angenommen, dass bestimmte Viren oder Bakterien eine falsche Immunreaktion auslösen könnten; sie lassen das Immunsystem sozusagen entgleisen. Dass das

Immunsystem der Dreh- und Angelpunkt bei dieser Krankheit ist, findet derzeit am meisten Zuspruch. Mit diesem Ansatz lässt sich nämlich gut erklären, was im Körper passiert: Wenn unser Immunsystem richtig funktioniert, schützt es unseren Körper vor gefährlichen Eindringlingen wie Bakterien und Viren. Es bekämpft sie mithilfe von Antikörpern und macht sie unschädlich. Bei der rheumatoiden Arthritis bildet das Immunsystem allerdings Antikörper, die sich gegen gesundes Gewebe richten und die Innenhaut der Gelenke attackieren. Dadurch entsteht eine Entzündung, das Gewebe stirbt ab, wodurch Abbauprodukte produziert werden, die das Immunsystem erneut provozieren, sodass weitere Entzündungen entstehen. Mittlerweile wird die rheumatoide Arthritis deshalb in Fachkreisen weitestgehend als Autoimmunerkrankung betrachtet.

Damit die Knochen unserer Gelenke nicht aufeinander reiben, werden sie von einer Schicht Knorpel geschützt, der dazwischen liegt. Knorpel hält dem Druck stand, der auf ihm lastet, er wirkt in Gelenken ähnlich wie ein Stoßdämpfer. Dieses Knorpelgewebe ist allerdings nicht ausreichend durchblutet, weshalb die Gelenkschmiere, eine durchsichtige gelartige Flüssigkeit, die Aufgabe übernimmt, das Knorpelgewebe mit Nährstoffen zu versorgen. Damit die Gelenkschmiere den Knorpel gut versorgen kann, sind Bewegung und Belastung enorm wichtig. Nur so wird die Knorpelmasse gedrückt und geknetet und die Gelenkschmiere kann sich gut verteilen. Das ist auch ein Grund dafür, warum Patienten mit rheumatoider Arthritis immer in Bewegung bleiben sollten. Auf jeden Fall ist die Gelenkschmiere enorm wichtig dafür, dass ein Gelenk gut funktioniert. Und an dieser Stelle greift die rheumatoide Arthritis an: Das Gewebe verdickt sich zunächst, wird anfangs stärker durchblutet und dann vom Immunsystem angegriffen und zerstört. Später geht die Entzündung auf den Knorpel über und kann sogar den Knochen angreifen.

Die Ursache für die rheumatoide Arthritis zu finden, wäre einmal mehr der Schlüssel zu einer erfolgreichen Therapie. Da sie aber leider nicht geklärt ist, muss weiter versucht werden, die Beschwerden zu behandeln. Hier wird üblicherweise auf der einen Seite eine Medikamentenkombination aus Schmerzmitteln, Antirheumatika und entzündungshemmenden Substanzen eingesetzt; immer häufiger kommen auch Antikörper zum Tragen, die zum Teil die Entzündungskette unterbrechen können. Auf der anderen Seite stehen Operationen.

Rheumatoide Arthritis und Hormone

Die rheumatoide Arthritis ist eine Erkrankung, die stark geschlechtsbezogen ausbricht. Dreiviertel der Erkrankten sind weiblich. Die meisten Frauen sind bei der Diagnose zwischen 55 und 64 Jahre alt, während sich bei Männern ein anderes Bild zeigt. Hier liegt der Gipfel der Erkrankung zwischen dem 65. und 75. Lebensjahr. Das ist eine Zeit, in der bei beiden Geschlechtern immer weniger Hormone produziert werden. Frauen sind früher betroffen, weil die Menopause ein sehr deutlicher hormoneller Einschnitt ist. Bei Männern verlaufen die hormonellen Veränderungen gleichmäßiger und ihre Hormone sinken erst viel später ab. Dass die rheumatoide Arthritis vor allem dann ausbricht, wenn sich ein wichtiges Gesunderhaltungssystem – nämlich optimale Hormonspiegel – langsam zurückzieht, könnte ein Hinweis auf einen hormonellen Zusammenhang sein.

Der hormonelle Einfluss auf die zerstörerische Gelenkentzündung wird bei Frauen einmal mehr durch weitere Beobachtungen in der Schwangerschaft gestützt. Bemerkenswerterweise senkt eine Schwangerschaft das Risiko, an rheumatoider Arthritis zu erkranken. Ist die rheumatoide Arthritis bereits ausgebrochen, dann spüren 75 Prozent der erkrankten Schwangeren, dass es ihnen jetzt deutlich besser geht. Teilweise verschwinden die Beschwerden sogar ganz. Östrogene und Progesteron wirken sich dämpfend und stabilisierend auf das Immunsystem aus. Aus diesem Grund bessert sich der Krankheitsverlauf anscheinend besonders während der Schwangerschaft, da hier die Östrogen- und Progesteronwerte sehr hoch sind, damit der Embryo nicht als Fremdkörper wahrgenommen und bekämpft wird. Das klappt aber nur, weil das weibliche System der Sexualhormone das Immunsystem beeinflusst. Progesteron und Östrogene haben also einen Einfluss auf das weibliche Immunsystem und es spielt eine Rolle, ob beide Hormone im Gleichgewicht sind.

Aber es geht bei der rheumatoiden Arthritis offenbar nicht nur um Östrogen und Progesteron, sondern auch um die Androgene. Aktuellen

Forschungen zufolge kann auch ein Mangel an Androgenen bei Frauen die zerstörerische Gelenkentzündung steigern. Weil Arthritis-Patienten ohnehin schon schmerzgeplagt sind, können Progesteron und Testosteron bei ihnen gute Dienste leisten. Die beiden Hormone machen nämlich unempfindlicher gegen Schmerzen, schon deshalb ist eine Behandlung mit bioidentischen Hormonen also sehr sinnvoll.

Rheumatoide Arthritis: Die Patientin Inge

Inge erhielt ihre Diagnose „Rheumatoide Arthritis" vor zwei Jahren, im Alter von 55. Ihre Erkrankung begann damals mit den typischen Symptomen, die auch immer noch wiederkehren. Am Morgen machen sich Schmerzen in den Fingeransätzen breit. Hinzu kommen steife und schwer bewegliche Gelenke. Im Augenblick sind bei der 57-Jährigen auch beide Hand- und Schultergelenke betroffen. Seit ihrer Diagnose wird sie mit Antirheumatika (Basistherapie) und mit Schmerzmitteln behandelt. Inge hat noch nie gerne Medikamente eingenommen, weil sie langfristige Nebenwirkungen befürchtet, deshalb sucht sie eine sanftere Alternative.

Ein Behandlungsplan für Inge

Inge ist in einem Alter, in dem die akuten Wechseljahresbeschwerden vorüber sind. Sie hatte wenige Probleme in dieser Zeit; gegen das bisschen Schwitzen sowie das ab und an auftretende Herzklopfen in der Nacht hat sie sich selbst mit Phytohormonen und Yoga therapiert. Doch auch wenn Inge nur wenige Symptome bemerkt hat, ist ihrem Körper dieser Mangel nicht entgangen. Inge ist ein typisches Beispiel für einen chronischen Hormonmangel in der Postmenopause. Bei Frauen, die sich in den Wechseljahren oder der Postmenopause befinden, steigt die Wahrscheinlichkeit, an rheumatoider Arthritis zu erkranken. Bei Inge wurde also der Hormonspiegel gemessen und es wurden auch die Androgene berücksichtigt.

Inge hat schon lange keinen regelmäßigen Zyklus mehr, daher kann Blut an einem beliebigen Tag abgenommen werden. Diese Hormone sind bei Inge für eine Untersuchung sinnvoll:

- LH und FSH
- Progesteron
- Östradiol
- Östriol
- DHEA-S
- Testosteron
- Freies Testosteron
- Dihydrotestosteron
- Pregnenolon

Bei Inge sind die Hormonwerte ihrem Alter entsprechend „normal“. Normal, weil Hormone im Alter absinken und noch immer oft die Meinung vorherrscht, dass dies kein behandlungsbedürftiges Problem darstellt. Vor allem dann, wenn in den Wechseljahren keine starken Beschwerden auftreten, so wie es auch bei Inge der Fall war. Inges Östrogenspiegel und auch ihr Progesteronspiegel sind jedoch zu niedrig, um noch eine ausreichend schützende und ausgleichende Funktion zu erfüllen.

Nur die Androgene, d. h. Testosteron und Dihydrotestosteron, fallen aus dem Normbereich heraus, sie sind auch für ihre Altersklasse zu niedrig. Sie erhält Testosteron, das der Körper in die stoffwechselaktive Form Dihydrotestosteron umwandelt. Außerdem benötigt Inge DHEA, weil auch hier ihr Spiegel deutlich zu niedrig liegt – jedoch noch nicht im „roten Bereich“. Damit es ihr wieder besser geht, sind aber auch Östradiol, Östriol und Progesteron wichtig.

Sie erhält deshalb Schmelztabletten, die Testosteron, DHEA, Östriol, Östradiol und Progesteron enthalten; zusätzlich kann sie Östradiol als Gel auf die Stellen auftragen, die besonders schmerzen. Ihr hoher FSH-Wert ist ein Hinweis darauf, dass ihr Körper nach Östrogenen verlangt. In der Therapie mit Hormonen ist der FSH-Wert ein wichtiger Kontrollparameter, denn die Hormonwerte im Blutbild sind immer nur eine Momentaufnahme. Der Vorteil des FSH-Wertes liegt darin, dass er den Durchschnittswert der Hormonproduktion der letzten etwa vier bis zehn Tage anzeigt. Bei Frauen in den Wechseljahren steigt der FSH-Wert teilweise über 100 an. Junge Frauen haben einen Wert von etwa 6-7, beim Eisprung dann 10-12. So tief sollte der FSH-Wert bei Inge nicht sinken. Als günstiger hat sich bei Frauen in der Postmenopause ein Wert von 20 bis 30 erwiesen (neueste Forschungen zeigen übrigens, dass niedrige FSH- und auch LH-Werte mit einem geringeren Demenzrisiko einhergehen). Hierbei geht es vor allem darum, den Punkt zu finden, ab wann Inge frei von Beschwerden ist. Weil die Östrogene zusätzlich zu den Schmelztabletten als Gel angewendet werden, stimmen wir die Menge des Östradiol-Gels mit der Dosierung der Lutschtabletten ab, um eine Überdosierung zu vermeiden. So kann Inge bei Schmerzen das Gel anwenden.

Rheumatoide Arthritis und Ernährung

Geht es Ihnen auch so, dass Sie ungern etwas anderes essen als das, woran Sie gewöhnt sind? Die Ernährung umzustellen, fällt vielen Menschen ziemlich schwer. Gerade bei rheumatoider Arthritis empfinden viele Betroffene einen veränderten Speiseplan zusätzlich zu den Schmerzen als weitere Einschränkung. Das ist zwar nachvollziehbar, aber leider oft eine große vertane Chance, denn wenn sich Arthritis-Patienten entsprechend ernähren, kann das sehr heilsam sein. Einen guten Hinweis dafür liefern Fastenkuren; dabei geschieht es häufig, dass die Schmerzen sehr deutlich nachlassen und manche Patientinnen und Patienten können sogar auf ihre Medikamente verzichten. Nach dem Fasten kommen die Schmerzen allerdings wieder und selbstverständlich ist es weder sinnvoll noch gesund, dauerhaft zu fasten, aber es zeigt immerhin, dass die Nahrung Schmerzen beeinflussen kann.

Zum einen gibt es Lebensmittel, die Stoffe enthalten, die selbst für einen gesunden Körper eine echte Herausforderung sind und eher dazu führen, dass wir sie irgendwann nicht mehr vertragen. Hierzu zählen Eiweiße und Laktose aus Milchprodukten, Fruktose aus Obst sowie Gluten und Gliadin aus Getreide. Diese potenziellen Allergene sollten Sie meiden, wenn Sie unter rheumatoider Arthritis leiden. Bei der Milch gibt es allerdings noch eine weitere Einschränkung: Sie sollten generell auf alle tierischen Milchprodukte verzichten (auch auf Ziegen-, Pferde- oder Schafsmilch), da weitere Stoffe in tierischer Milch vorhanden sind, die nicht nur bei rheumatoider Arthritis von Nachteil sind.

Ein weiterer wichtiger Punkt ist das Meiden von Lebensmitteln mit einem hohen Omega-6-Gehalt. Omega-6-Fettsäuren werden auch als Arachidonsäure bezeichnet und fördern im Körper Entzündungsprozesse – und genau das soll vermieden werden. Wenn Sie auf Milchprodukte verzichten, haben Sie schon sehr viele Produkte mit einem hohen Arachidonsäuregehalt eliminiert. Laktosefreie Milch ist übrigens keine Alternative, da auch laktosefreie Milch Eiweiße enthält, die uns nicht guttun. Darüber hinaus gibt es weitere Lebensmittel, die Sie meiden sollten, insbesondere Fertigprodukte aus Schweinefleisch, etwa Leberwurst, Schweineschmalz und alle anderen Wurstwaren, gerade dann, wenn Nitritpökelsalz als Konservierungsmittel zugesetzt wurde. Aber auch Thunfisch enthält leider einen hohen Anteil an dieser ungesunden Säure.

Omega-3-Fettsäuren hingegen sollten möglichst oft auf Ihrem Speiseplan stehen. Fisch ist leider nicht mehr die beste Möglichkeit, da viele Meere überfischt sind und sich in den Fischen Giftstoffe wie Quecksilber ansammeln. Falls Sie dennoch Fisch essen möchten, sind besonders Lachs (nur aus biologischer Haltung), Makrele und Sardinen zu empfehlen. Aber auch Walnüsse enthalten einen großen Anteil an Omega-3-Fettsäuren, genau wie Walnuss- und Rapsöl. Wenn Sie an rheumatoider Arthritis leiden, tun Sie gut daran, sich vegan zu ernähren. Sie sollten Gemüse in allen Variationen verspeisen und auch Getreidesorten, die kein Gluten enthalten, sind erlaubt, beispielsweise Buchweizen, Mais, Reis, Hirse, Quinoa, Teff oder Amaranth. Auch Zucker wirkt sich negativ auf die Erkrankung aus. Die Ernährung umzustellen, kann anstrengend sein, aber bedenken Sie, dass es um Ihre Gesundheit geht. Wenn Sie neuen Gerichten mit Lust und Neugier begegnen, werden Sie nicht nur feststellen, dass es noch viele andere schmackhafte Speisen gibt, sondern dass es Ihnen hoffentlich auch sehr bald deutlich besser geht.

17. Endometriose – wenn die Gebärmutterschleimhaut auswandert

Endometriose ist die zweithäufigste gynäkologische Erkrankung. Bei Frauen, die an Endometriose leiden, siedeln sich Gebärmutterschleimhautzellen außerhalb der Gebärmutter an, also dort, wo sie nicht hingehören. Besonders häufig wuchern die Schleimhautzellen an einem Band, das die Gebärmutter mit dem Kreuzbein verbindet. Dazu muss man wissen, dass die Gebärmutter an mehreren Bändern im Becken „aufgespannt" ist. Häufig sind auch die Eierstöcke und ein Teil der Bauchfellhöhle zwischen Mastdarm und Gebärmutter (der sogenannte Douglas-Raum) betroffen. Von der Endometriose können allerdings auch Teile des Darms betroffen sein, die Scheide und in besonders schweren Fällen sogar äußere Teile der Vulva. Zwar ist die Endometriose eine gutartige Frauenkrankheit, aber sie ist oft mit starken Schmerzen verbunden. Die Gebärmutterschleimhautzellen erfüllen nämlich, auch am falschen Ort, ihre ursprüngliche Funktion. Monat für Monat baut sich Gewebe auf und blutet mit der „normalen" Menstruation wieder ab. Das Problem ist, dass es so immer wieder zu Wundflächen und Entzündungen kommen kann.

Viele Frauen erfahren von ihrer Endometriose erst, wenn sie abklären lassen, weshalb sie nicht schwanger werden. Sie gehören zu den 50 Prozent der Erkrankten, die beschwerdefrei sind. Oft leiden Patientinnen aber unter starken Schmerzen vor und während der Regelblutung. Die Blutung kann auch deutlich länger und intensiver ausfallen und Geschlechtsverkehr kann, je nach Ausprägung der Endometriose, schmerzhaft sein. Ebenso kann auch jeder Gang zur Toilette zur Qual werden. Viele Patientinnen klagen außerdem über Übelkeit, Schmerzen im Unterbauch und Verstopfung mit Blähungen. Diese Mischung aus unterschiedlichen Symptomen ist der Grund dafür, warum es nicht einfach ist, eine Diagnose zu stellen.

Es gibt nur eine eindeutige gesicherte Diagnosemethode: Mithilfe eines minimal invasiven chirurgischen Verfahrens (Laparoskopie) lässt sich über eine kleine Kamera sehen, ob es zu Ablagerungen von Gebärmutterschleimhaut gekommen ist. Dann kann entschieden werden, ob sie möglicherweise der Grund für die Beschwerden sind. Weil die Diagnostik schwierig ist und aufgrund der Beschwerden oft andere Ursachen vermutet werden, dauert es bis zur eindeutigen Diagnose der Erkrankung in der Regel mehrere Jahre. Viele Frauen haben eine lange Leidensgeschichte und viele Arztbesuche hinter sich, bis endlich, nicht selten erst nach zehn Jahren, die richtige Diagnose gestellt wird.

Bei der Behandlung der Endometriose werden üblicherweise Medikamente eingesetzt, die den weiblichen Zyklus beeinflussen. Oft werden Frauen mit der Antibabypille oder sogenannten GnRH-Analoga behandelt, das sind hormonähnlich wirkende Medikamente. Beide Medikamente unterdrücken den Zyklus, sodass es nicht mehr zur Menstruation kommt und damit auch das Gewebe der Gebärmutterschleimhaut „austrocknet“. Leider kommt es häufig zu Rückfällen und besonders die Anwendung der GnRH-Analoga führt zu massiven Nebenwirkungen wie Hitzewallungen und Stimmungsschwankungen. Manchmal heilt die Endometriose ohne Behandlung aus, der weitaus größere Teil der Patientinnen hat allerdings ein Leben lang unter der Erkrankung zu leiden.

Endometriose: Die Patientin Stefanie

Seit zehn Jahren leidet Stefanie an Endometriose. Die Diagnose wurde vor zwei Jahren gestellt. Danach hat sie es kurzzeitig mit GnRH-Analoga versucht, diese aber wegen starker Nebenwirkungen nach fünf Monaten wieder abgesetzt. Zudem erlebte sie die Behandlung nicht als erfolgreich. Die 32-jährige Stefanie ist deshalb jeden Monat etwa vier Tage krankgeschrieben und kann nicht arbeiten. Am meisten machen Übelkeit und starke Schmerzen vor und während der Menstruation ihr zu schaffen. Sie hat starke Regelblutungen und deshalb schon viele unterschiedliche Antibabypillen ausprobiert. Die Erfahrungen damit beschreibt sie als ambivalent; manchmal hat sich der Zustand verbessert, dann wieder verschlechtert. Weil in ihrer Familie Krebserkrankungen vorkommen, möchte sie auf die Pille verzichten. Derzeit nimmt sie nur Schmerzmittel ein. Ihre Ernährung ist reich an Omega-3-Fettsäuren und sie versucht, auf Zucker zu verzichten.

Ein Behandlungsplan für Stefanie

Endometriose geht häufig mit einer Östrogendominanz und einem Progesteronmangel einher. Deshalb ist es sinnvoll, die Sexualhormone zu bestimmen. Die Erfahrung hat aber auch gezeigt, dass viele Patientinnen mit Endometriose zusätzlich unter einer Störung der Schilddrüse leiden. Das kann eine Schilddrüsenunterfunktion sein oder eine Autoimmunerkrankung der Schilddrüse (Hashimoto-Thyreoiditis). Aus diesem Grund ist auch eine Bestimmung der Schilddrüsenwerte im Blut sinnvoll.

Weil bei Endometriose auch die psychosomatische Komponente nicht außer Acht gelassen werden sollte, ist auch eine Bestimmung des Cortisolspiegels angezeigt. Zusätzlich sollte DHEA bestimmt werden, weil es in Stresssituationen häufig niedrig ist. DHEA, das in der Nebenniere gebildet wird, kann man deshalb auch als Anti-Stress-Hormon bezeichnen. Eine gestörte Schilddrüsen- und Nebennierenfunktion ist bei Endometriose häufig anzutreffen. Folgende Hormonwerte wurden zwischen dem 19. und 21. Zyklustag bei Stefanie untersucht:

- Schilddrüsenhormone (TSH, fT3, fT4)
- LH und FSH
- Östrogen
- Östron
- Progesteron
- Prolaktin
- DHEA
- Östrogenabbauprodukte (2- und 4- und 16-Hydroxyöstron sowie 1- und 4-Methoxyöstron)
- Cortisol im Tagesprofil

Das Blutbild von Stefanie ist für Frauen, die an Endometriose erkrankt sind, relativ typisch ausgefallen. Sie leidet offenbar auch an einer

Unterfunktion der Schilddrüse. Dies zeigen die Schilddrüsenwerte und auch der erhöhte Prolaktinspiegel. Ein erhöhter Prolaktinspiegel ist ein versteckter Hinweis auf eine Störung der Schilddrüse. Außerdem fehlt ihr Progesteron. Daher ist eine Behandlung mit Schilddrüsenhormonen angezeigt. Weil die Funktion der Schilddrüse eng mit der Produktion von Geschlechtshormonen verknüpft ist, können sich die Schilddrüsenhormone positiv auf die niedrigen Progesteronspiegel auswirken. Allerdings ist der Progesteronmangel so ausgeprägt, dass eine Unterstützung sinnvoll ist. Die hormonellen Abbauprodukte des Östrogens stehen in einem ungünstigen Verhältnis zueinander und begünstigen eine Brustkrebserkrankung. Glücklicherweise hat Stefanie bereits selbst mit einer Omega-3-reichen Ernährung begonnen, was in ihrem Fall von Vorteil ist, denn damit kann sie dazu beitragen, dass mehr von jenen Abbauprodukten entstehen, die ihre Gesundheit fördern. Wir empfehlen ihr darüber hinaus das Nahrungsergänzungsmittel Diindolylmethan (DIM), das ist eine Substanz, die in Kohlsorten vorkommt. Allerdings müsste sie sehr viel Kohl essen, um von der gesundheitsfördernden Wirkung zu profitieren, deshalb bieten sich hier Kapseln an. Omega-3-Fettsäuren in hoher Dosierung, z. B. als Fischölkapseln in guter Qualität, aber auch die „Kohlsubstanz“ (DIM) beeinflussen die Enzyme im Körper auf gesundheitsfördernde Weise. Stefanie erhält eine Therapie mit DHEA und Progesteron als Kapsel. Eine orthomolekulare Therapie mit Diindolylmethan (DIM) und Omega-3-Kapseln runden die Behandlung ab.

Die ganzheitliche Betrachtungsweise der Endometriose ist besonders wichtig. Vor dem Hintergrund, dass bisher keine Standardtherapie entwickelt werden konnte, da die Ursachen nicht wirklich bekannt sind, zeigen sich in der Praxis immer wieder verblüffende Verläufe, wenn die Individualität der Erkrankung bei den einzelnen Patientinnen berücksichtigt wird. Wenn Sie an Endometriose erkrankt sind, sollten Sie Ihre Ernährung umstellen und auf Milchprodukte und weizenhaltige Nahrungsmittel verzichten, weil dies die Intensität der Erkrankung abschwächen kann. Zwar gibt es hierzu keine Studien, aber reichlich Erfahrung.

18. Prämenstruelles Syndrom – wenn der Zyklus zur Qual wird

Vor der Menstruation geht es vielen Frauen nicht besonders gut, manchen sogar richtig schlecht. Zu Müdigkeit und Kopfschmerzen können sich noch jede Menge anderer Übel gesellen. Mittlerweile gibt es eine lange Liste von mehreren hundert Beschwerden, mit denen sich Frauen in dieser Zeit herumplagen. Das können Kopfschmerzen bis hin zu Migräne sein, Brustspannen, Schlafstörungen und auch Hautveränderungen wie Pickel, Probleme mit der Verdauung oder Wasseransammlungen (Ödeme) im Körper, und noch jede Menge mehr. Welche Beschwerden auch immer bei PMS auftreten, sie beginnen immer erst in der zweiten Zyklushälfte, entweder direkt nach dem Eisprung oder wenige Tage vor der Blutung. Wenn Sie an PMS leiden, kann es sein, dass Sie an dem Tag, an dem Ihre Blutung beginnt, Krämpfe mit sehr starken Schmerzen im Rücken haben. Oder Sie werden von Heißhungerattacken überfallen und durchstöbern den Vorratsraum auf der Suche nach Schokolade, Chips oder Salzstangen. Sie schlingen dann manchmal heimlich alles in sich hinein, was Sie finden können – Hauptsache, es schmeckt süß oder salzig.

Als wäre das nicht schon schlimm genug, werden viele Frauen in der zweiten Hälfte ihres Zyklus auch noch von zahlreichen psychischen Symptomen heimgesucht. Sollten Sie davon betroffen sein, fühlen Sie sich wie benebelt, Sie wissen dann, dass an solchen Tagen nicht viel mit Ihnen anzufangen ist. Noch unangenehmer wird es, wenn Sie auch von depressiven Tendenzen erfasst werden. Sie wundern sich dann vielleicht selbst darüber, warum Sie sich minderwertig fühlen, hoffnungslosen Gedanken nachhängen und plötzlich sogar am Sinn Ihres Lebens zweifeln. Manche Frauen sind dann sehr empfindlich und neigen zur Überreaktion. Viele Frauen, die unter PMS leiden, interessieren sich plötzlich nicht mehr für das, was sie sonst gerne tun. Alles wird zu viel, sie können sich nicht konzentrieren und ziehen sich oft deprimiert oder gereizt zurück. Erst wenn endlich die Blutung einsetzt, scheint der Knoten geplatzt und sie fühlen sich wieder so gut wie immer, zumindest für zwei, drei Wochen. Wenn die psychischen Beschwerden in der Zeit vor der Blutung sehr stark sind, dann wird von einer prämenstruellen dysphorischen Störung (PMDS) gesprochen. Dysphorie ist das Gegenteil von Euphorie, es ist also eine niedergedrückte Stimmung. Leiden Frauen unter dieser stärkeren Form von PMS, sind sie oft so aus der Bahn geworfen, dass sie kaum noch den alltäglichen Verpflichtungen nachkommen können. Arbeiten zu gehen oder die Familie zu versorgen, ist in dieser Zeit entweder gar nicht oder nur unter größter Anstrengung möglich. Ein Großteil aller Frauen im fruchtbaren Alter kennt die Beschwerden, die mit PMS oder der stärkeren Form PMDS zu tun haben. Die meisten haben nicht nur körperliche Beschwerden, sie sind vor allem auch von psychischen Beschwerden betroffen.

Die Gründe, die zu PMS führen, sind nach wie vor nicht eindeutig geklärt. Es gibt aber eine Menge Vermutungen, die bei einer Erkrankung mit so vielen Facetten in ebenso viele Richtungen gehen. Häufig wird die Ursache in der Psyche gesucht. Vor allem sensible Frauen, die unter psychischen Symptomen leiden, sollen häufiger betroffen sein. Auch eine Angststörung oder eine depressive Tendenz soll die Entstehung von PMS begünstigen. Auch die aktuelle Lebenssituation wirkt sich negativ auf die Entstehung von PMS aus; ist sie eher anstrengend, fallen auch die Beschwerden stärker aus. Kommt es ganz schlimm, neigen Frauen in dieser Zeit neben starken Schmerzen sogar zu Selbstmordgedanken. Und zwar auch dann, wenn ihre Lebenssituation eigentlich in Ordnung ist und sie zufrieden sind. Erst seit Kurzem sind die hormonellen Zusammenhänge wieder stärker in den Mittelpunkt gerückt.

Frauen, die an PMS leiden, müssen leider häufig jahrelang von Wartezimmer zu Wartezimmer pilgern, bis sie endlich erfahren, dass sie am prämenstruellen Syndrom leiden. Der Grund hierfür sind die vielgestaltigen Beschwerden. Wenn der Arzt nicht gleich PMS vermutet (was leider häufig vorkommt), dann werden Stimmungsschwankungen, Migräne und Brustspannen zunächst als einzelne Erkrankungen betrachtet und auch so behandelt. Das Problem ist, dass für diese Diagnose kaum Laborwerte herangezogen werden können, PMS lässt sich also nicht einfach „messen". Ihr Arzt muss die Diagnose daher hauptsächlich aufgrund der geschilderten Beschwerden stellen – und das verlangt sowohl viel Übung als auch Erfahrung. Hinzu kommt, dass der medizinische Alltag in erster Linie von „harten Fakten" wie Blutwerten geprägt ist.

Üblicherweise wird PMS mit Schmerzmitteln, einem krampflösenden Mittel und in vielen Fällen auch mit der Antibabypille behandelt. Die „Pille" soll in diesem Fall ohne Unterbrechung eingenommen werden, um den Eisprung zu unterdrücken und die typischen monatlichen Hormonschwankungen zu vermeiden, die unter anderem zu PMS-Beschwerden führen können. Außer der Pille gibt es für Frauen im gebärfähigen Alter nur ein anderes zugelassenes Medikament zur Behandlung von Brustspannen durch PMS: ein bioidentisches Progesterongel. In der herkömmlichen PMS-Therapie werden auch sogenannte GnRH-Analoga verordnet. GnRH-Analoga sind Medikamente, die das Gonadotropin-Releasing-Hormon (GnRH) beeinflussen und damit den Eisprung unterdrücken. Allerdings können diese Medikamente schwerwiegende Nebenwirkungen mit sich bringen, so fördern sie beispielsweise unter anderem eine Osteoporose.

Prämenstruelles Syndrom (PMS) und Hormone

Einige Frauen leiden schon seit der ersten Menstruation an PMS. Die meisten trifft es allerdings zwischen dem 20. und 30. Lebensjahr und erst in der Menopause klingen die Beschwerden normalerweise wieder ab. Typischerweise beginnen die Probleme nach dem Eisprung. In dieser Phase steigt das Progesteron steil an und es sollte seinen Höchststand im Zyklus erreichen. Aber auch die Östrogene sollten in ausreichendem Maße vorhanden sein. Aus den Laborwerten lassen sich nicht immer ein eindeutiges Bild und ein logischer Zusammenhang zwischen den Beschwerden und den Blutergebnissen darstellen. Doch Bauchkrämpfe, Stimmungsschwankungen oder Wassereinlagerungen sind häufig sehr deutliche Hinweise, dass etwas mit den Hormonen nicht stimmt.

Bei PMS liegt neben anderen möglichen Ursachen vor allem ein Ungleichgewicht der Hormone vor. Manchmal fällt im Blutbild auf, dass in der zweiten Zyklushälfte das Östrogen stark angestiegen ist, während es gleichzeitig an Progesteron mangelt. Das ist allerdings nicht immer der Fall; viele Patientinnen haben auch Beschwerden ohne auffällige Blutwerte. Zum Glück hat sich die Forschung in dieser Richtung etwas weiterbewegt. Was Hormonschwankungen in unserem Körper und vor allem auch in unserem Kopf auslösen können, ist bislang nur wenig untersucht worden. Erst in den letzten Jahren hat man erkannt, wie eng die Sexualhormone mit der Psyche verknüpft sind. Sie haben großen Einfluss auf unser ganzes Allgemeinbefinden, deshalb profitiert bei PMS, aber auch bei anderen hormonellen Störungen, meist die Psyche ebenso von einer angemessenen Regulierung des Hormonsystems. Wie wir in diesem Buch an vielen Stellen zeigen, spielen gerade die Abbauprodukte und Zwischenstufen der einzelnen körpereigenen Hormone eine sehr wichtige Rolle. Diese „selbstproduzierte Medizin“ dem Körper vorzuenthalten und durch hormonähnliche Medikamente zu ersetzen, kann zu einer Störung im Hormonhaushalt mit weitreichenden Folgen bis hin zu chronischen Erkrankungen führen.

Nicht immer muss es bei PMS gleich eine bioidentische Hormontherapie sein. Bei nur leichten oder mäßigen Beschwerden können Sie sich auch selbst helfen. Bei körperlichen Symptomen reichen oft schon Sport und eine Ernährungsumstellung aus. Sie sollten sich für Ausdauersportarten wie Walken, Schwimmen oder Joggen entscheiden, denn wenn sich Wasser im Gewebe angesammelt hat, kann es durch Bewegung besser abtransportiert werden. Wenn Sie Ihren Speiseplan zusammenstellen, dann räumen Sie die Zuckerdose und den Salzstreuer ganz nach hinten in den Schrank. Beides ist ungünstig. Am besten machen Sie das Gleiche auch mit dem Kaffee und den Weinflaschen, denn auch Koffein und Alkohol sollten für Sie in der zweiten Zyklushälfte tabu sein, sie können alles noch verschlimmern. Sind Ihre Beschwerden jedoch stärker und leidet Ihre Psyche ebenfalls, so wie bei Tanja, dann könnten Ihnen Hormone helfen.

Prämenstruelles Syndrom: Die Patientin Tanja

Jeden Monat hat die 38-jährige Tanja Angst vor dem, was ihr in der der zweiten Zyklushälfte bevorsteht. Meist spürt sie, dass sie etwa vier

Tage nach dem Eisprung etwas aggressiv wird. Dann steigern sich ihre Beschwerden immer weiter, sie bekommt Kopfschmerzen und wird müde. Anfangs hat ihr Mönchspfeffer geholfen, dann aber nicht mehr. Tanja wird ängstlich und hat den Wunsch, sich einzuigeln. Vier Tage vor der Menstruation leidet sie schließlich an starken depressiven Phasen. Sie weint dann viel und hat auf einmal grundlos Angst, dass geliebten Menschen etwas passieren könnte. In dieser Zeit ist es ihr nicht mehr möglich, das Haus zu verlassen. Etwa alle drei Monate lässt sie sich krankschreiben, weil sie es nicht mehr schafft, zur Arbeit zu gehen. Tanja isst viele Süßigkeiten und nimmt dabei zu, allerdings nur Wasser, ihre Brüste werden größer und spannen schmerzhaft. In der Nacht vor dem Einsetzen ihrer Blutung hat sie sehr starke Schmerzen im Bauch und im Rücken, die sich bis zu den Knien ziehen. Sie kann dann nicht schlafen, liegt ständig wach und schwitzt sehr. Am Tag der Regel, die meist stark ist, nehmen die Schmerzen noch etwas zu. Am zweiten Tag der Blutung wird alles besser, sie ist dann zwar noch etwas sensibel, aber alle anderen Beschwerden sind wie weggezaubert.

Ein Behandlungsplan für Tanja

Tanja leidet seit fünf Jahren unter PMS. Weil ihre Beschwerden besonders starke depressive Ausprägungen haben, könnte man auch schon von einer prämenstruellen dysphorischen Störung (PMDS) sprechen. Da das prämenstruelle Syndrom oder auch die prämenstruelle dysphorische Störung wie in Tanjas Fall besonders viele psychische Symptome mit sich bringen kann, ist es wichtig, die Patientin ausführlich von ihrem Erleben und Empfinden berichten zu lassen.

Bei Tanja hat alles vor fünf Jahren begonnen. Sie hatte zwar schon immer vor der Regel leichte Schmerzen und fühlte sich etwas niedergedrückt, weil sie das aber auch von Freundinnen kannte, dachte sie, das sei eben so und sie könne daran nichts ändern. Kurz darauf wurde Tanja schwanger. Vor fünf Jahren, nach der Geburt ihres Sohnes, wurde alles jedoch viel schlimmer. Frauen, die unter PMS leiden, haben eine höhere Wahrscheinlichkeit, dass die Symptome sich nach einer Schwangerschaft verstärken, und auch die Wahrscheinlichkeit, dass eine Depression ausbricht, ist bei Frauen mit PMS deutlich höher.

Weil Tanja die Antibabypille nicht einnehmen wollte, hat ihr der Frauenarzt Mönchspfeffer verschrieben. Das half anfänglich und die körperlichen Beschwerden besserten sich leicht. Seit Tanja aber wieder halbtags arbeitet, hilft auch die Mönchspfeffertablette nicht mehr. Sie hat verschiedene Tees ausprobiert und es auch mit regelmäßigem Sport versucht. Mit der Arbeit, ihrem Sohn und dem Haushalt gelingt ihr das aber kaum noch. Hinzu kommt, dass es ihr vor der Menstruation so schlecht geht, dass sie sich zu nichts mehr aufraffen kann. Das sind Hinweise, die einen hormonellen Zusammenhang deutlich werden lassen. Um genau nachzeichnen zu können, wie es um Tanjas Hormone in der zweiten Zyklushälfte bestellt ist, wäre es gut, wenn die Hormone zweimal gemessen werden könnten. Das ist jedoch teuer. Aber auch anhand der beschriebenen Beschwerden lässt sich gut nachvollziehen, welche Hormonwerte zu niedrig sind oder in einem falschen Verhältnis zu anderen Hormonen stehen. Das hormonelle Zusammenspiel zeichnet sich besonders gut in der zweiten Zyklusphase ab. Tanjas Hormonspiegel werden daher zwischen dem 19. und 21. Zyklustag gemessen, also etwa vier bis fünf Tage nach dem Eisprung. Da die Hauptverdächtigen, die zu prämenstruellen Symptomen führen können, besonders Progesteron und Östrogene sein sollen, ist es wichtig, zu erfahren, wie es um sie bestellt ist. Diese Hormone werden genauer untersucht:

- Östradiol
- Östron
- Progesteron
- FSH
- LH
- SHBG
- Pregnenolon

Aus Tanjas Blutbild geht hervor, dass der Progesteronwert zu niedrig ist, wie das häufig bei Frauen mit PMS der Fall ist, allerdings liegt auch der Östradiolspiegel zu tief. Vor allem aber stehen die beiden Hormone in einem ungünstigen Verhältnis zueinander. Tanja sollte daher Progesteron und Östradiol einnehmen. Sie bekommt das Östradiol als Gel verschrieben und das Progesteron als Kapsel. Die Therapie startet sie in der zweiten Zyklushälfte, kurz nach dem Eisprung ab dem 17. Zyklustag. Tanja wird empfohlen, jeweils morgens und abends eine Kapsel Progesteron einzunehmen. Ihre starken Schmerzen und ihre starke Blutung sind ein deutliches Zeichen dafür, dass der Körper zu wenig Progesteron bildet. Ist zu wenig Progesteron vorhanden, kann sich die Gebärmutter bei der Blutung nicht ausreichend zusammenziehen, was dann Schmerzen verursacht.

Wir haben Tanja empfohlen, dauerhaft Kalzium einzunehmen und es mit Vitamin D_3 (Cholecalciferol), Magnesium und Vitamin K_2 zu kombinieren. Vor Einnahmebeginn wurden die Werte für Vitamin D, Vitamin K und Kalzium im Blut gemessen. Außerdem erhält sie Vitamin B6. Die Dosierungen werden an die Blutwerte angepasst, um eine fehlerhafte Dosierung zu vermeiden. Diese Substanzen haben in kleinen Studien eine gute Wirkung beim PMS gezeigt, sodass sie manchmal bei nur leichten Beschwerden ausreichend sind. In schweren Fällen allerdings, wie bei Tanja, reichen Nahrungsergänzungsmittel nicht aus; sie sind aber sehr wichtig, um die Beschwerden zu lindern oder in Kombination mit Hormonen ganz verschwinden zu lassen. Tanja soll zudem keinen Kaffee, keinen Alkohol und möglichst auch keine Süßigkeiten zu sich nehmen, da all das ihre Beschwerden verstärken kann. Wenn die Hormone erste Wirkungen zeigen, ist es meist sinnvoll, sie den Beschwerden entsprechend anzugleichen. Das kann heißen, dass eventuell etwas mehr oder weniger Östradiol benötigt wird, oder es muss vielleicht früher oder auch später mit einer höheren Menge Progesteron begonnen werden. Hier muss Tanja lernen, auf die Signale ihres Körpers zu achten.

19. Osteoporose – Verlust der Knochenstabilität

Die Osteoporose verläuft in der Regel symptomlos. Es ist ein schleichender Prozess, der häufig nur durch einen Zufall oder entsprechende Vorsorgeuntersuchungen aufgedeckt wird. Am Anfang der Erkrankung spüren Betroffene in der Regel nichts. Eventuell treten unerklärliche Rückenschmerzen oder ein Schwächegefühl im Rücken auf, was allerdings häufig auf die alltägliche Arbeitsbelastung oder Bewegungsmangel zurückgeführt wird. Durch einen Sturz kann dann die Diagnose erstmalig gestellt werden, weil im Röntgenbild auffällt, dass der Knochen nicht mehr so stabil erscheint. Dieser Befund muss jedoch durch eine Knochendichtemessung bestätigt werden. Später kann Osteoporose den Alltag stark beeinflussen, da schon ein leichter Sturz unverhältnismäßig schnell zum Bruch führen kann. Da der Beginn schleichend und symptomlos verläuft, wird die Diagnose erst gestellt, wenn die Erkrankung schon weiter fortgeschritten ist oder eben durch einen Zufall. Typischerweise sind Frauen nach den Wechseljahren und Männer über 60 Jahren besonders von Osteoporose betroffen. Der Abbau der Knochensubstanz geschieht allerdings bei Frauen bereits während der Wechseljahre und verläuft teilweise sehr rasant.

Unser Skelett ist kein starres Gerüst, das uns aufrecht hält. Es ist ein Wunderwerk zwischen Biegsamkeit und Halt. Wenn wir als Säugling auf die Welt kommen, ist der Großteil unserer Knochen weich, da er noch aus Knorpel besteht. Im Laufe des Erwachsenwerdens verknöchert er dann. Wir wachsen und die Knochen werden stabiler, länger und dicker. Allerdings hängt die Knochenstabilität davon ab, wie viel wir uns bewegen. Unsere Knochen reagieren also auf die Beanspruchung. Deswegen ist es so schwerwiegend, wenn sich Menschen mit Osteoporose nicht mehr richtig bewegen können oder es sich nicht mehr trauen. Denn im gleichen Maße wie der Knochen sich bei Beanspruchung aufbaut, baut er sich auch ab, wenn er nicht beansprucht wird.

Unser Skelettsystem dient allerdings nicht nur der Stabilität. Es ist auch für die Blutbildung und für die immunologischen Zellen von Bedeutung. Zudem ist der Knochen ein Speicher für lebenswichtige Mineralien, vor allem von Kalzium. Deswegen ist es notwendig, eine ausgewogene Ernährung mit genügend Mineralstoffen zu sich zu nehmen, damit der Körper sich nicht am Speicherort der Knochenreserve bedienen muss.

Dass Frauen häufiger an Osteoporose erkranken als Männer liegt daran, dass Frauen anders auf den Knochen als Mineralspeicher zurückgreifen müssen. Im Rahmen einer Schwangerschaft ist es notwendig, dass zwei Menschen mit den Mineralien der Mutter versorgt werden können. Daher stehen die Sexualhormone und insbesondere das Östrogen bei Frauen besonders mit den Knochen in Verbindung.

Knochenarbeit: Osteoklasten und Osteoblasten

An unseren Knochen arbeitet ein Team aus mehreren Zelltypen. Die wichtigsten heißen Osteoklasten und Osteoblasten. Man kann sie als das Auf- und Abbau-Team bezeichnen. Es gibt eine treffende Eselsbrücke aus dem Medizinstudium, um sich zu merken, was es mit den beiden Zelltypen auf sich hat. Die Osteoklasten klauen Knochensubstanz und die Osteoblasten bauen Knochensubstanz auf. Das Umbausystem des Knochens wird durch diese beiden Zelltypen gewährleistet. Sie arbeiten eng zusammen, weshalb ein Gleichgewicht dieser beiden Zelltypen wichtig für ein gesundes Skelettsystem ist. Durch bestimmte Signale werden die Osteoklasten – also die „Knochendiebe" – angeregt, mit ihrer Arbeit zu beginnen, denn alte Knochenzellen müssen abgebaut werden. Im Schlepptau der Osteoklasten befinden sich die Osteoblasten, also der Part des Teams, der für den wichtigen Wiederaufbau sorgt. Die Osteoblasten reparieren nun, was die Osteoklasten zuvor abgebaut haben. Sie nutzen dafür bestimmte Stoffe, die wir auch mit der Nahrung zu uns nehmen. Diese beiden Zelltypen, die immer im Doppelpack auftreten, arbeiten gemeinsam an unseren Knochen, normalerweise in harmonischem Gleichgewicht.

Weil Osteoblasten und Osteoklasten auf Östrogene und Progesteron reagieren, betrifft die Osteoporose besonders Frauen. In der Schwangerschaft müssen die Geschlechtshormone das Immunsystem austricksen, weil ein Kind vom Immunsystem als „fremder Eindringling“ wahrgenommen wird, den es zu eliminieren gilt. Damit eine Schwangerschaft dennoch möglich wird, unterdrücken Östrogen und Progesteron das Immunsystem. Diese Regulierung geschieht über die Menge der beiden Hormone, die ausgeschüttet werden. Das Immunsystem muss also die Mutter vor Erkrankungen schützen und darf zeitgleich den Embryo nicht als Fremdkörper erkennen. Eine unglaubliche Leistung, die durch die Sexualhormone beeinflusst wird.

Wenn Frauen nach den Wechseljahren nicht mehr genügend immunmodulierende Sexualhormone produzieren, werden die Osteoklasten immer aktiver und damit die Knochen mehr ab- als aufgebaut.

Osteoporose: Die Patientin Monika

Monika war vor einigen Monaten im Garten gestolpert und dabei eher harmlos gestürzt. Dabei hatte sie sich einen Lendenwirbel gebrochen. Auf den Röntgenbildern zeigten sich deutliche Hinweise für eine Osteoporose und eine Knochendichtemessung hat diesen Befund bestätigt. Wie sich im Gespräch herausstellte, war schon ihre Mutter erkrankt und vor Kurzem hat auch ihre Schwester die Diagnose erhalten. Da schon bei ihrer Mutter und jetzt auch bei ihrer Schwester die konventionelle Therapie wenig Erfolg hatte und bei beiden mit erheblichen Nebenwirkungen einherging, hat sie sich entschieden, eine Alternative zu suchen.

Ein Behandlungsplan für Monika

Die 72-jährige Monika hat schon lange keinen regelmäßigen Menstruationszyklus mehr und die Wechseljahre haben ihr kaum Beschwerden bereitet. Nur in den zwei Jahren vor der letzten Regel hatte sie leichte Beschwerden, aber grundsätzlich hatte sie mehr Glück als andere Frauen. Das ändert jedoch nichts daran, dass Monikas Sexualhormonwerte inzwischen sehr niedrig sind, was vor allem vor dem Hintergrund der erblichen Vorbelastung zu einer gefährlichen Instabilität der Knochen geführt hat. Da Monika schon seit einigen Jahren keinen Zyklus mehr hat, kann die Blutabnahme zu jedem beliebigen Zeitpunkt stattfinden. Es ist sinnvoll, bei Monika folgende Hormone zu überprüfen:

- FSH und LH
- Östradiol
- Östriol
- Östron
- Progesteron
- DHEA-S

Die Östrogengruppe (Östradiol, Östriol und Östron) ist in Monikas Fall besonders wichtig, da sie den stärksten Einfluss auf ihre Knochen hat. Als Schutz vor weiteren Erkrankungen wie Krebs und weil bei Monika die Östrogene eine besondere Rolle spielen, werden zusätzlich noch die Östrone bestimmt. Östrone sind Abbauprodukte von Östrogenen, die gesundheitsgefährdend sein können, wenn sie in zu hoher Zahl gebildet werden.

Monika ist mit Anfang 70 in einem Alter, indem ihr der Schutz durch die Hormone fast gänzlich fehlt. Sie benötigt daher Östrogene, um die Aktivität der Osteoklasten zu hemmen und damit den Abbau der Knochenmasse zu bremsen. Auf der anderen Seite sollen aber auch die Osteoblasten wieder aktiviert werden, damit sich neue Knochensubstanz bilden kann. Deshalb benötigt Monika auch Progesteron. Damit kann der Abbau der Knochensubstanz mithilfe von Östrogen gebremst und das Knochenwachstum durch Progesteron zugleich gestärkt werden. Die beiden Hormone arbeiten hier also an zwei Fronten.

Bei Monika finden sich im Blut aber auch Hinweise auf erhöhte Mengen nicht ganz ungefährlicher Hormonabbauprodukte, die im höheren Alter öfter zu finden sind: 4- und 16-Hydroxy-Östron. Deshalb ist es wichtig, dass sie auch Östriol nimmt, da dieses Östrogen einen positiven Einfluss auf die Brust hat. In Monikas Schmelztabletten sind folgende Hormone enthalten: Östradiol, Östriol und Progesteron. Östradiol, aus der Gruppe der Östrogene, unterstützt den Knochenaufbau, indem es die abbauenden Osteoklasten hemmt. Östriol schützt die Brust, während Progesteron insbesondere den Knochenaufbau, also die Produktion der Osteoblasten, unterstützt. Weil Monikas Therapie darauf abzielt, ihre Osteoporose zu behandeln, ist der FSH-Wert ein wichtiger Parameter zur Kontrolle. Fällt er zu stark ab, ist die Dosis an Östrogenen zu hoch. Der FSH-Wert sollte in einem alterstypischen Normbereich liegen, der nicht durch ein hormonelles Defizit gekennzeichnet ist.

Damit die Knochen der Patientin sich in Ruhe regenerieren können, benötigt sie zusätzlich sowohl Kalzium als auch Vitamin D_3 (Cholecalciferol), Magnesium und Vitamin K_2. Für die Knochenstabilität sind Vitamin D und Vitamin K besonders wichtig; weil viele Menschen zu niedrige Spiegel haben, sollten vorsichtshalber im Blut 25-OH-Vitamin-D_3 (Calcidiol) und Vitamin K gemessen werden. Ist der Vitamin-D_3-Wert im Blut ausreichend hoch, braucht der Körper bei Kalziummangel nicht auf das in den Knochen eingelagerte Kalzium zurückgreifen, er kann dann das Kalzium aus der Nahrung aufnehmen. Und damit Kalzium überhaupt in den Knochen eingebaut werden kann, ist Vitamin K notwendig. Um den negativen Hormonabbauprodukten günstig entgegenzuwirken, erhält Monika noch Kapseln mit hoch dosierten Omega-3-Fettsäuren und Diindolylmethan (DIM). Beides wirkt sich positiv auf die Abbauprodukte von Östrogen aus.

Neben dem üblichen Kontrolltermin nach zwei Monaten sollte sie einmal pro Jahr ihre Knochendichte messen lassen, um die Fortschritte zu überprüfen. Zudem soll sich Monika aufgrund ihrer Knochenbrüche noch informieren, welche Art von sportlicher Betätigung geeignet für sie ist.

20. Schilddrüsenunterfunktion – Chaos im Steuerungszentrum

Meistens trifft es Frauen – und oft zu einem Zeitpunkt der hormonellen Umbrüche, wie in der Pubertät, während einer Schwangerschaft oder später in der Menopause. In Zahlen ausgedrückt heißt das, von sechs Schilddrüsenerkrankten sind fünf weiblich. Schon bei Säuglingen und Kleinkindern kann die Funktion der Schilddrüse gestört sein. Insgesamt kommen Schilddrüsenerkrankungen in unserem Kulturkreis sehr häufig vor. Vielleicht haben Sie auch Freunde, die über Probleme mit der Schilddrüse klagen. Leider werden Probleme mit der Schilddrüse nicht selten bagatellisiert. Oft wird immer noch davon ausgegangen, dass sich alle Beschwerden allein mit der richtigen Dosis an Schilddrüsenhormonen beseitigen lassen. Das trifft auch manchmal zu, aber längst nicht immer. Hinzu kommt, dass Schilddrüsenerkrankungen oft spät erkannt werden, weil die Beschwerden, die sie verursachen, nicht eindeutig zugeordnet werden können; für Müdigkeit und Antriebslosigkeit wird dann z. B. die Arbeitsüberlastung verantwortlich gemacht. Häufig liegen durch eine länger bestehende Erkrankung der Schilddrüse bereits weitere Störungen vor, die mitbehandelt werden müssten.

Die Schilddrüse ist ein kleines Leichtgewicht und schmiegt sich wie ein Schmetterling mit ausgebreiteten Flügeln um die Luftröhre unterhalb des Kehlkopfs, ungefähr in der Mitte des Halses. Mit ihren oft nur etwa 20 bis 30 Gramm Gewicht übt die Schilddrüse die Herrschaft über viele wichtige Körperfunktionen aus. Das fängt schon bei Babys an: Sie sorgt dafür, dass sich das Gehirn richtig entwickelt, dass wir „helle" im Kopf sind und klar denken können. Sie ist auch für die Aktivität unserer Nerven und unserer Muskulatur zuständig. Die Schilddrüse reguliert die Körpertemperatur, hat Einfluss auf das Herz-Kreislauf-System, den Knochenstoffwechsel, den Magen-Darm-Trakt und den

Fettstoffwechsel. Und das ist längst noch nicht alles. Die Schilddrüse steuert fast jeden Bereich im menschlichen Körper!

Das gelingt ihr über zwei Hormone, die sie selbst herstellt: Tetrajodthyronin (T4) und Trijodthyronin (T3). Vielleicht ist Ihnen auch schon aufgefallen, dass in den lateinischen Bezeichnungen das Wort „Jod" versteckt ist. Die Schilddrüse benötigt nämlich für den Bau dieser beiden Hormone das Spurenelement Jod. Und damit ihr das Jod als Baumaterial nicht ausgeht, speichert sie es selbst. Die Schilddrüse ist also auch ein Jodspeicher, genau wie die Brust und der Magen. Damit alle lebenswichtigen Vorgänge optimal gesteuert werden können, arbeitet sie mit zwei kleinen Hormondrüsen im Gehirn zusammen, dem Hypothalamus und der Hypophyse. Von dort erhält sie die Befehle, wie viele Hormone sie ausschütten soll. Das funktioniert in einem Regelkreis mit Rückkoppelung: Wenn Sie zum Beispiel das Haus ohne Jacke verlassen und dann feststellen, dass es kälter ist als Sie dachten, muss die Körpertemperatur erhöht werden. Der Hypothalamus schüttet dann TRH (Thyreotropin-Releasing-Hormon) aus. Das ist das Signal dafür, dass die Hypophyse ihrerseits TSH (Thyreoidea-stimulierendes Hormon) bildet und auf die Reise durch die Blutbahn schickt. Nun kommt die Schilddrüse ins Spiel. Sie wird durch das TSH stimuliert, ihre beiden Hormone T4 und T3 auszuschütten. Diese Hormone greifen in den Stoffwechsel ein und erhöhen die Körpertemperatur. Funktioniert Ihre Schilddrüse gut, wird Ihnen bald wärmer werden, auch ohne Jacke. Ob nun mit Ihrer Körperwärme alles in Ordnung ist, überprüfen Hypothalamus und Hypophyse über spezielle Rezeptoren. Sie messen die Menge der im Blut befindlichen Hormone. Sind genügend Hormone vorhanden, das heißt, Ihre Körperwärme ist wieder auf einem guten Niveau, dann wird kein TRH mehr ausgeschüttet und damit auch kein TSH, die Hormonproduktion wird also gedrosselt.

Dieser Regelkreis zur Funktion der Schilddrüse war lange medizinischer Standard und ist es immer noch. Er dient als Erklärungsmodell für die komplizierten hormonellen Vorgänge. Gleichzeitig nimmt jedoch das Wissen darum zu, dass die hormonellen Vorgänge wesentlich komplexer sind und vor allem, dass sie stark ineinandergreifen. Gerade die Schilddrüsenhormone stehen eng mit den Geschlechtshormonen in Verbindung. Funktioniert die Schilddrüse nicht richtig, dann schlägt sich das meist auch auf die Geschlechtshormone nieder. Das gilt aber auch umgekehrt. Wie eng dieses Zusammenspiel von Schilddrüsenhormonen und Geschlechtshormonen ist, zeigt sich bei der Schwangerschaft. In dieser Phase der „hormonellen Wirbelstürme", wenn die Hormonspiegel extrem schwanken, brechen häufig auch Schilddrüsenerkrankungen aus. Manchmal geschieht das auch erst nach der Geburt, dann nämlich, wenn die Geschlechtshormone wieder drastisch abgesunken sind.

Durch den massiven Abfall der Hormone nach der Geburt kann es auch zu einer postpartalen Schilddrüsenunterfunktion kommen. Je nach Ausprägung der Symptome kann eine Behandlung mit Schilddrüsenhormonen notwendig werden. In der Regel sollte sich das hormonelle System wieder von alleine regulieren. Der plötzliche Progesteronmangel hat auch einen Einfluss auf die Funktion der Schilddrüse, sodass versucht werden kann, den Progesteronspiegel zu stabilisieren, um gleichzeitig die Schilddrüse zu therapieren, ohne dass noch Schilddrüsenhormone verabreicht werden müssen.

Ein Risiko für Schilddrüsenerkrankungen kann aber auch angeboren sein. Es gibt in der Tat „Schilddrüsenfamilien", bei denen die Großmutter, die Mutter und schließlich auch die Tochter an der Schilddrüse erkranken. Frauen sind hier wieder einmal häufiger betroffen als Männer aufgrund ihres komplexeren Hormonstoffwechsels. Aber es sind nicht nur die Gene, auch Umweltgifte wie Quecksilber, Stickstoff oder Pestizide stehen im Verdacht, die Schilddrüse zu beeinflussen. Ein Hauptgrund dafür, dass Schilddrüsenerkrankungen entstehen können, liegt oft in einer zu geringen Aufnahme von Jod. Es gibt jedoch auch viele Menschen mit einer autoimmunen Erkrankung der Schilddrüse (z. B. Morbus Basedow, Hashimoto-Thyreoiditis). Hier besteht zu Anfang das Risiko einer Hyperthyreose, also einer Schilddrüsenüberfunktion. Später, teilweise auch erst nach Jahren, wenn der Körper die Schilddrüse „abgebaut" hat, dominiert die Unterfunktion. Die Ursachen für die Entstehung sind unklar – chronische Entzündungsprozesse im Körper und eine falsche Ernährung können hier Wegbereiter sein. Gerade glutenhaltiges Getreide und Milchprodukte stehen im Verdacht, ungünstig zu wirken.

Auch wenn Sie mit Jodsalz würzen, Fisch essen und viele Fertiggerichte, die jodiert sind, ist es nicht unbedingt gewährleistet, dass Sie ausreichend mit dem Spurenelement Jod versorgt sind. Deutschland gilt zwar offiziell nicht mehr als Jodmangelgebiet, dennoch gibt es keine natürliche ausreichende Versorgung mit Jod. Ein Großteil der Schilddrüsenerkrankungen lässt sich auf Jodmangel zurückführen und im medizinischen Alltag zeigt sich, dass viele der Patientinnen und Patienten, die unter einer Störung der Schilddrüse leiden, auch einen Jodmangel haben. Erwachsene sollten täglich 180 bis 200 µg Jod aufnehmen. Schwangere Frauen und stillende Mütter zwischen 230 und 260 µg. Diese sehr zurückhaltenden Dosierungsempfehlungen stehen im starken Kontrast zu der durchschnittlichen Menge Jod, die in Japan verzehrt wird. Üblich sind im Durchschnitt 1200 µg Jod pro Tag. Das ist die 6-fache Dosierung der in Deutschland empfohlenen Menge. Traditionell lebende Japaner nehmen bis zu 60 000 µg Jod täglich auf. Die Japaner gelten übrigens als gesündestes „Industrievolk“ der Welt. Grundsätzlich wird vor einer Jod-Substitution die Überprüfung des Jodstatus im Urin empfohlen; bei den in Deutschland üblichen tiefen Normwerten macht diese Überprüfung allerdings wenig Sinn. Eine Schilddrüsenüberfunktion sollte ebenfalls ausgeschlossen werden, da bei einer Hyperthyreose eine unkontrollierte Jod-Gabe zu starken Nebenwirkungen führen kann.

Bei der Behandlung von Schilddrüsenerkrankungen dreht sich fast alles um Blutwerte. Das freie T4 (fT4) und das freie T3 (fT3) sowie der TSH sollen im „Normbereich“ sein. Aber was ist schon normal? Was als die Norm und damit gesund betrachtet wird, wird hin und wieder korrigiert. In Deutschland galt lange ein Referenzwert für TSH von 0,4 bis 4 mU/l als Norm. Mittlerweile orientieren sich viele Mediziner (leider längst nicht alle) am neuen amerikanischen Standard, demzufolge 95 Prozent der gesunden amerikanischen Bevölkerung über einen TSH-Wert zwischen 0,4 und 2,5 mU/l verfügen. Das hat zur Folge, dass Sie – je nach Referenzwert, der angewendet wird –, entweder als krank oder als gesund eingestuft werden. Mit anderen Worten: Es kann sein, dass Sie „auf dem Papier“ gemäß der Laborwerte gesund sind, obwohl es Ihnen schlecht geht und Sie unter einem Hormonmangel leiden.

Oft wird auch bei Schilddrüsenproblemen nur das TSH gemessen. Also jenes Hormon, das die Umwandlung von T4 zu T3 steuert und die

Schilddrüse stimuliert, ihre Hormone auszuschütten. Werden fT3 und fT4 nicht mitgemessen, lässt sich jedoch gar nicht feststellen, ob die Hormone auch wirklich gebildet und ausgeschüttet werden.

Ein weiteres Problem bei der Diagnostik von Schilddrüsenproblemen ist es, dass die Schilddrüse und ihre Hormone einen großen Einfluss auf das gesamte System haben. Daher sind die Beschwerden häufig nicht eindeutig auf eine Über- oder Unterfunktion zurückzuführen. So kann z. B. auch ein erhöhter Cholesterinspiegel durch eine Störung der Schilddrüse verursacht werden.

Es gibt sehr viele Rezeptoren im Körper, die auf Schilddrüsenhormone reagieren, deshalb beeinflusst die Schilddrüse auch fast jedes Körpersystem. Bei einer Unterfunktion der Schilddrüse (Hypothyreose) kann es beispielsweise zu Verstopfung und Übergewicht kommen, viele Stoffwechselprozesse laufen verlangsamt ab. Das genaue Gegenteil ist bei einer Überfunktion (Hyperthyreose) der Fall: Läuft die Schilddrüse auf Hochtouren, dann werden Sie mit dem Gewicht zwar keine Probleme haben, aber nervös sein und unter Herzrasen und Schlafstörungen leiden. Weil der Einfluss der Schilddrüse auf wichtige Organfunktionen so groß ist, sollte sie gut funktionieren.

Schilddrüsenunterfunktion: Die Patientin Maren

Maren klagt über starke Müdigkeit, Stimmungsschwankungen und Depressionen. In letzter Zeit hat sie Einschlafstörungen, die sie sich nicht erklären kann. Es bereitet ihr auch immer mehr Mühe, ihrer Büroarbeit nachzukommen, weil sie sich nur noch schlecht konzentrieren kann und vieles einfach vergisst. Sie leidet zudem schon länger an Verstopfung und hat in sehr kurzer Zeit deutlich an Gewicht zugelegt, aber auch das ist ihr unerklärlich, weil sie nicht mehr isst als sonst. Sie friert ständig und vor Kurzem sind Haarausfall, trockene Haut, Schwellungen im Gesicht und eine fast ständig heiser klingende Stimme hinzugekommen. Die 35-jährige Patientin hat das Gefühl, öfter zu stolpern als früher und nicht schnell genug reagieren zu können, sie sei deshalb schon oft beinahe gestürzt. Maren leidet auch an Muskelkrämpfen und spürt, dass ihre Muskulatur immer schwächer wird.

Ein Behandlungsplan für Maren

Alle Beschwerden, über die Maren klagt, weisen auf eine Unterfunktion hin. Um diesen Verdacht zu überprüfen, sollten mindestens drei verschiedene Schilddrüsenwerte im Blut überprüft werden. Weil Autoimmunerkrankungen ein häufiger Grund für eine Schilddrüsenunterfunktion sind, ist es zudem sinnvoll, auch die Antikörper im Blut zu testen. Sollten Sie selbst an Schilddrüsenproblemen leiden und mit Schilddrüsenhormonen laut Blutbild bereits „richtig eingestellt“ sein, sich aber trotzdem schlecht fühlen, dann lesen Sie auf jeden Fall weiter.

Bei Verdacht auf Schilddrüsenbeschwerden, wie das bei Maren der Fall ist, ist die Bestimmung des sogenannten TSH-Wertes üblich. Dieses Hormon, das von der Hypophyse (Hirnanhangsdrüse) produziert und ins Blut ausgeschüttet wird, regt also die Schilddrüse an, ihre Hormone zu bilden. Der TSH-Wert im Blut soll Auskunft darüber geben, ob die Schilddrüse ausreichend stark oder nur schwach angeregt wird, um genügend Hormone zu produzieren.

Darüber hinaus sollte immer auch der sogenannte T4-Wert bestimmt werden. T4 wird auch als Vorstufe eines Schilddrüsenhormons oder als Schilddrüsenhormonspeicher betrachtet, weil es im Körper für zwei Monate gespeichert wird. Um aktiv in den Stoffwechsel einzugreifen, muss T4 zuerst in T3 umgewandelt werden. Sie können sich denken, dass es deshalb auch wichtig ist zu wissen, wie viel T3 im Blut zu finden ist. Leider wird dieser Wert noch immer oft vernachlässigt, obwohl T3 das aktive Schilddrüsenhormon ist! Im Blut werden immer die Werte für die wirksamen freien (f) Hormone gemessen, deshalb finden Sie auf Ihrem Laborblatt auch die Werte für fT4 und fT3. Wir nehmen bei Maren Blut ab und lassen folgende Werte bestimmen:

- Schilddrüsenhormone (TSH, fT3, fT4)
- Antikörper (TPO und TRAK)
- rT3 (reverses T3)
- Jod (aus dem Urin, nicht aus dem Blut)

Der Umbau von T4 zu T3 ist ein komplexer und störungsanfälliger Prozess. Genau dieses Phänomen, also der gestörte Umbau, wird oft nicht hinreichend berücksichtigt. Zwar kann die Hypophyse die Schilddrüse dazu anregen, dass sie in ausreichendem Maße T3 und T4 produziert, allerdings kann es sein, dass aus T4 gar nicht ausreichend T3 hergestellt wird oder dass fehlerhaftes T3 entsteht, das sogenannte reverse T3 (rT3). Das rT3 blockiert die T3-Rezeptoren und damit kann das korrekte fT3 nicht „andocken" und somit auch nicht wirken. Dies hat zur Folge, dass die typischen Symptome einer Unterfunktion bestehen, sich aber in einem normalen Blutbild mit TSH, fT3 und fT4 keine Unterfunktion feststellen lässt. Halten die Symptome also bei normalen Blutwerten an, sollte unbedingt auch rT3 im Blut gemessen werden. Natürlich ist Jod einer der zentralen Stoffe für die Produktion der richtigen Schilddrüsenhormone.

Das ist auch der Grund, warum es sowohl bei einer Unterfunktion wie auch bei einer Autoimmunerkrankung mit einhergehender Unterfunktion sinnvoll ist, Jod einzunehmen, auch wenn immer wieder zu lesen ist, dass bei Autoimmunerkrankungen auf Jod strikt verzichtet werden soll.

Bei Maren wurde in einer Urinprobe der Jodgehalt bestimmt. Weil sich Schilddrüsenhormone und Sexualhormone wechselseitig beeinflussen, kann es in einem zweiten Schritt hilfreich sein, auch die Geschlechtshormone zu untersuchen. Wenn Schilddrüsenstörungen, was häufig vorkommt, drastische Auswirkungen auf die Geschlechtshormone haben, können sich die Beschwerden gegenseitig überlagern und die Patienten wundern sich, dass die Schilddrüsenhormone die Symptome nicht lindern.

In Marens Blutbild zeigt sich, dass sowohl der TSH-Wert als auch der fT4-Wert noch in den unteren Normbereichen liegen. Ihr fT3-Wert ist allerdings viel zu niedrig. Auch die Urinuntersuchung hat bestätigt, dass Maren unter Jodmangel leidet. Deshalb soll Maren jeden Morgen eine halbe Stunde vor dem Frühstück Jod und das aktive Schilddrüsenhormon T3 einnehmen. Maren bekommt vorerst nur T3 verordnet, weil es sofort vom Körper genutzt werden kann und nach einigen Stunden auch wieder abgebaut wird. Auf diese Weise kann sie herausfinden, welche Schilddrüsenhormondosis sie braucht. Fühlt sie sich mit einer bestimmten Menge T3 wieder gut, kann auf ein T3/T4-Präparat umgestellt werden. T3 wirkt schon etwa eine halbe Stunde, nachdem es eingenommen wurde, und dann etwa sechs Stunden lang. Diese schnelle Reaktion erlaubt es Maren, deutlich nachzuvollziehen, ob die Hormone wirken und ob die Wirkung ihren Erwartungen entspricht. Maren muss wissen, dass die Dosis langsam gesteigert werden kann bis zur optimalen Wirkung. Kommt es zu Herzklopfen, Herzstolpern, Unruhe oder hat sie das Gefühl, als hätte sie eine Tasse Kaffee zu viel getrunken, ist die Dosierung zu hoch. Dieser Effekt lässt bei T3 aufgrund seiner kurzen Halbwertszeit aber schon innerhalb weniger Stunden nach. Die meisten Ärzte verordnen T4-Präparate zum Einstellen der Schilddrüse. Das ist zwar die übliche Methode, aber längst nicht die beste. T4 braucht mindestens etwa eine Woche bis zwei Wochen Zeit, bis es wirkt, und es dauert leider auch mehrere Tage, bis es wieder abgebaut ist, was bei einer Überdosierung sehr unangenehm werden kann. T3 als aktives Schilddrüsenhormon ist, um die richtige Dosis zu finden, deutlich effektiver, auch weil der Körper sofort bekommt, was er braucht. Wenn Maren die richtige Dosis für sich gefunden hat, sollte sie auf ein Kombinationspräparat umsteigen, das aus T3 und T4 besteht. Es gibt spezielle Präparate in der Apotheke, etwa Novothyral. In der ganzheitlich orientierten Praxis werden bevorzugt natürliche Schilddrüsenhormone aus Schweineschilddrüsen – sogenannte NDT (*Natural Desiccated Thyroid*) – verschrieben. Diese natürlichen Schilddrüsenhormone sind die effektivste und präziseste Art der Therapie einer vermuteten Schilddrüsenunterfunktion. Die NDT enthalten alle Stoffe, die auch eine Schilddrüse enthält, wirken innerhalb von 30 Minuten und können in kleinsten Mengen dosiert werden. Oftmals reichen deutlich geringere Dosierungen von NDT für eine effektive Therapie aus als bei einer Verschreibung der üblichen T4-Präparate. Ein weiterer Vorteil ist, dass NDT bei Menschen helfen kann, die mit klassischen T4-Präparaten keine ausreichende Wirkung haben. Gerade mit dieser Form der Therapie wird versucht, die natürliche Hormonproduktion der Schilddrüse möglichst naturnah nachzuahmen.

Weil Maren sehr über Schlafstörungen klagte und sich auch hier eine natürliche Unterstützung wünschte, hat sie außerdem ein Rezept über Melatonin erhalten. Dieses körpereigene Schlafhormon kann sie so lange anwenden, bis sich ihre Schilddrüsenbeschwerden gebessert haben. Jod soll Maren dauerhaft einnehmen. Es sei denn, sie macht

Urlaub an der See, wo sie über die salzhaltige Meeresluft den Körper zusätzlich mit Jod versorgt; dann kann sie ihre Jodtabletten auch nur jeden zweiten Tag nehmen – so ist die sehr konservative Sichtweise in Deutschland. Letztlich ist aber auch die Einnahme von höheren Jodmengen in der Regel unproblematisch.

Wichtig ist jedoch, Jod nicht in einen Selenmangel zu substituieren und mit niedrigen Joddosierungen zu beginnen. Falls Sie zu den sehr seltenen Menschen gehören, die Jod nicht vertragen, werden Sie das frühzeitig merken, es fühlt sich an, als hätten Sie zu viel Kaffee getrunken, Sie entwickeln Durchfall oder fühlen sich auf andere Art nicht wohl. Menschen, die auf Jod sensibel reagieren, vertragen auch keine Aufenthalte am Meer und das ist den meisten Menschen dann auch bewusst. Sie sollten also neben Jod unbedingt auch auf eine ausreichende Versorgung mit Selen achten. Hier gibt es gute Laboruntersuchungen, die eine ausreichende Versorgung mit Selen dokumentieren.

21. Akne – wenn sich Talgdrüsen entzünden

Pickel tauchen besonders gerne an einer ungünstigen Stelle auf, nämlich mitten im Gesicht. Manchmal aber auch auf dem Rücken, den Schultern oder am Dekolleté. Wenn es immer mehr werden und sie sich entzünden, kann es sein, dass Akne entsteht. Meistens passiert das während der Pubertät, in einer Zeit also, wenn Teenager ohnehin viel mit ihren körperlichen Veränderungen beschäftigt sind. Oft sind die Störenfriede dann spätestens mit dem 25. Lebensjahr verschwunden, aber eben nicht immer. Wenn Akne entsteht, wird die Haut anfangs eher glatt und ölig. Das liegt daran, dass die Talgdrüsen viel Fett produzieren. Zu viel Talg und Fett wiederum sorgen für erweiterte Poren. Es bilden sich dann kleine Talgansammlungen in der Haut. So können Mitesser und Pickel entstehen, aber auch größere rote Knötchen, sogenannte Papeln. Die roten Knötchen in der Haut sind häufig schmerzhaft, sie entstehen durch Entzündungen im umliegenden Gewebe. Auch wenn die Ursache dieser häufig vorkommenden Hauterkrankung noch nicht eindeutig geklärt ist, so steht fest, dass Hormone hier deutlich mitmischen.

Akne und Hormone

Bei Akne wird in der Haut zu viel Testosteron in Dihydrotestosteron umgewandelt, was die Talgdrüsen vergrößert und eine verstärkte Talgproduktion ankurbelt. Deshalb verhornt die Haut und schließlich verschließen sich sogar die Taldrüsen. So kann der Talg nicht an die Hautoberfläche gelangen und wird unter der Haut durch Bakterien zersetzt. Die Verhornung der Haut wird weiter vorangetrieben und Mitesser entwickeln sich unter der Haut zu Pusteln und roten Knötchen, die sich dann den Weg nach oben bahnen und das typische entzündete Hautbild verursachen.

Weil hier Bakterien eine Rolle spielen, kann ein Antibiotikum das Hautbild verbessern. Allerdings werden so nur die Folgen der Akne behandelt, also die Entzündung durch Bakterien, und nicht die Ursache. Auf hormoneller Ebene spielt die Umwandlung von Testosteron in Dihydrotestosteron die entscheidende Rolle. Diese Umwandlung geschieht mithilfe des Enzyms 5-Alpha-Reduktase. Will man Akne behandeln, ist es sinnvoll, hier anzusetzen. Eine Therapie, die diesen Zusammenhang berücksichtigt, zielt darauf ab, genau dieses Enzym zu blockieren, denn nur so kann die Umwandlung von Testosteron in Dihydrotestosteron verringert werden. Dann können sich die vergrößerten Talgdrüsen zurückbilden und es wird wieder eine normale Menge an Talg produziert. Da meist nur das Gesicht betroffen ist, sollte auch nur hier behandelt werden.

Akne ist eine Hormonstörung der Haut, von der Frauen und Männern gleichermaßen betroffen sein können. Bei Männern besteht häufig ein Zusammenhang zu frühem Kopfhaarverlust und einer gutartigen Prostatavergrößerung. Akne, männerspezifischer Haarausfall mit Glatzenbildung und auch die Prostatavergrößerung haben eines gemeinsam: An drei unterschiedlichen Stellen im Körper wird zu viel Testosteron in Dihydrotestosteron umgewandelt.

Herkömmliche Akne-Therapie

Um die vielen kleinen Entzündungen einzudämmen, werden entzündungshemmende Cremes oder Antibiotika verwendet. Antibiotika kommen immer dann zum Einsatz, wenn sich echte Entzündungen entwickeln. Eine Antibiotikatherapie bekämpft allerdings nur die Folgen der Akne, nicht die Ursache. Das Hautbild kann sich zwar verbessern, da die Entzündungen abklingen, sobald die Medikamente abgesetzt werden, verschlechtert sich der Zustand jedoch wieder. Manchmal wird auch eine Bestrahlung mit UV-A- und UV-B-Licht versucht. Wie gut die Therapien wirken, ist von Fall zu Fall verschieden.

Aus der Phytotherapie bietet sich die Substanz Beta-Sitosterol an. Beta-Sitosterol ist eine pflanzliche Verbindung, die zur Klasse der Phytosterole gehört. Es wird in verschiedenen Pflanzen gefunden, einschließlich Nüssen, Samen, Gemüse und Früchten. Beta-Sitosterol hat entzündungshemmende Eigenschaften. Es kann dazu beitragen, die Entzündungsreaktionen in den Hautporen zu reduzieren. Darüber hinaus reduziert es die Umwandlung von Testosteron in Dihydrotestosteron (DHT). Innerhalb von zwei bis drei Wochen bessert sich das Hautbild oftmals deutlich.

Frauen wird besonders häufig eine Antibabypille mit einem Wirkstoff verordnet, der das körpereigene Testosteron unterdrückt, ein sogenanntes Antiandrogen mit Namen Cyproteronacetat. Eine solche Antibabypille verbessert das Hautbild oft deutlich. Allerdings muss hier jede Frau entscheiden, ob sie den hohen Preis eines dauerhaft gestörten Hormonsystems und vieler gesundheitsschädlicher Folgen bezahlen möchte, den die Pilleneinnahme mit sich bringt.

Es gibt aber auch die Möglichkeit, den Wirkstoff Cyproteronacetat nur auf die Haut aufzutragen; dort ist er fast immer erfolgreich. Das Antiandrogen ist jedoch ein Medikament mit nicht unerheblichen Nebenwirkungen. Während der Anwendung und bis zu zwei Monate danach sollten Frauen auf eine ausreichende Verhütung achten, da dieser Wirkstoff zu Fehlbildungen beim Embryo führen kann. Zudem reagieren einige Frauen sehr sensibel auf die Veränderungen im Hormonhaushalt.

Akne und Ernährung

Was wir essen, hat einen nicht zu unterschätzenden Einfluss auf unsere Haut. Das gilt ganz besonders bei Akne. Zwar wird schon länger vermutet, dass Schokoriegel, Snacks und Milchprodukte die Hautkrankheit anfeuern, bislang gab es jedoch keine Studien dazu. Seit Kurzem ist die Wirkungsweise jedoch wissenschaftlich belegt. Wenn Sie viele Milchprodukte und Kohlenhydrate zu sich nehmen, erhöhen sich der Wachstumsfaktor IGF-1 (Insulin-like Growth Factor 1) und auch die Aminosäuren Leucin und Isoleucin (in Milch und Sojaprodukten reichlich zu finden), die die Talgproduktion in der Haut fördern. Gerade in der Pubertät werden die sehr empfindlichen Talgdrüsen von Androgenen ohnehin schon kräftig stimuliert, was sich durch eine falsche Ernährung noch einmal deutlich steigern lässt.

Streichen Sie also am besten alle Milch- und Sojaprodukte vom Speiseplan und reduzieren Sie die Menge der Kohlenhydrate, wenn Sie unter Akne leiden und Ihr Hautbild verbessern möchten. Der Grund: Wenn Sie mehr Gemüse statt Kohlenhydrate zu sich nehmen, verhindern Sie starke Blutzuckerschwankungen, auf die Ihre Bauchspeicheldrüse mit viel Insulin reagieren muss, um den Blutzuckerspiegel wieder ins Lot zu bringen. Insulin wiederum stimuliert den Wachstumsfaktor und dieser stimuliert die Talgdrüsen – und wie es weitergeht, wissen Sie ja bereits.

Sie sollten also auf Brot, Brötchen, Cornflakes und Müsli ganz verzichten oder die Menge zumindest drastisch reduzieren. Kurzum, Sie sollten auf alle Lebensmittel mit einem hohen glykämischen Index (GLYX) verzichten. Der glykämische Index beschreibt, wie schnell und wie hoch der Blutzuckerspiegel nach dem Verzehr ansteigt. Je schneller er ansteigt, desto mehr Insulin muss ausgeschüttet werden, um den Blutzucker wieder zu normalisieren. Sie können sich denken, dass ein Schokoriegel den Blutzucker nach oben schießen lässt. Neben den offensichtlichen Verdächtigen wie Süßigkeiten und Kuchen sind aber auch Ketchup oder Fertiggerichte in der Lage, den Blutzucker sehr schnell sehr hoch ansteigen zu lassen. Im Internet gibt es viele Seiten, auf denen Sie den glykämischen Index einzelner Lebensmittel erfahren.

Bei Akne verzichten Sie auch besser auf Zucker in allen Formen, auch als Alkohol. Besser ist es, wenn Sie Ersatzzucker nutzen oder ganz auf das Süßen verzichten. Stevia und Kokosblütenzucker sind deutlich besser für den Blutzuckerspiegel als Honig oder weißer Zucker. Essen Sie viel Gemüse, Salat und Rohkost, und wenn es ohne Brot nicht geht, achten Sie auf alte Getreidesorten wie Einkorn und Emmer oder – noch besser – entscheiden Sie sich für sogenannte Saatenbrote. Auch viel Vitamin C ist hilfreich, Obst und Gemüse mit hohem Vitamin-C-Gehalt sind also geeignet; auch hierzu gibt es viele Tabellen im Internet.

Selbst wenn Ihnen das jetzt wie ein sehr großer Verzicht erscheint, können Sie sich damit trösten, dass eine solche Ernährung nicht nur gut für Ihre Haut ist, sondern auch Ihr Risiko senkt, an Diabetes zu erkranken.

Akne: Die Patientin Svenja

Seit ihrer Pubertät leidet die 35-Jährige an der für Akne typischen unebenen und zum Teil roten Haut im Gesicht. Sie hat Mitesser, dicke rote Knötchen und Pusteln vor allem an den Wangen, aber auch am Kinn und auf der Stirn. An einigen Stellen im Gesicht sind stark gerötete Entzündungen zu sehen, die ihr Schmerzen bereiten. Svenja hat bereits erste kleine Aknenarben und befürchtet noch weitere. Die deswegen verordnete Antibabypille konnte zwar gegen die Akne helfen, führte jedoch zu Migräne, daher ist eine Behandlung mit der Pille keine Option mehr. Svenja leidet zwar darunter, dass ihre Haut nicht glatt und ebenmäßig ist, aber nach den Erfahrungen mit der Antibabypille möchte sie auch kein Antiandrogen auf die Haut auftragen.

Ein Behandlungsplan für Svenja

Bei Svenja ist ein Hormonstatus nicht notwendig, da sie außer der Akne keine Beschwerden hat und der Hormonspiegel bei den meisten Akne-Patientinnen in Ordnung ist. Weil Akne eine hormonelle Störung der Haut ist, sollte auch nur die Haut behandelt werden. Daher empfehlen wir Cremes, die sowohl entzündungshemmend als auch antibakteriell sind. Zudem ist es sinnvoll, der Creme bioidentisches Östrogen bzw. Östriol beizumischen, um das Ungleichgewicht zwischen Östrogenen und Testosteron in der Haut auszugleichen. Bei unserer Patientin kommt eine Creme mit Progesteron und Östradiol zum Einsatz. Progesteron deshalb, weil es auch als Antiandrogen auf das Enzym 5-Alpha-Reduktase wirkt, das Testosteron in Dihydrotestosteron umwandelt. Das geschieht ganz einfach durch Konkurrenz, denn sowohl Testosteron als auch Progesteron benötigen die 5-Alpha-Reduktase, um in andere Substanzen umgewandelt zu werden. Wenn nun Progesteron mehr Enzyme der 5-Alpha-Reduktase nutzen kann als Testosteron, wird in der Folge auch weniger Dihydrotestosteron produziert.

Mit Östradiol kann zusätzlich das Gleichgewicht zwischen den Androgenen und den Östrogenen wieder hergestellt werden. Praktischerweise hemmen Östrogene auch noch Entzündungen. Svenja soll die bioidentische Hormoncreme mit ihrer Tages- und Nachtcreme mischen und sie dann zweimal täglich für zwei Wochen auftragen.

Zusätzlich zur Creme soll sie in dieser Zeit auf alle Milchprodukte von Tieren verzichten (Mandelmilch oder andere vegane Milchprodukte sind erlaubt; Soja nicht, da es den gleichen negativen Effekt auf die Haut hat wie Milch), Kohlenhydrate reduzieren und auf eine Ernährung mit hohem glykämischen Index verzichten. Vier Wochen später hat sich das Hautbild normalisiert.

22. Haarausfall – wenn der Kopfschmuck schwindet

Einige Haare in der Bürste oder auf dem Jackenkragen sind noch längst kein Grund zur Sorge. Jeden Tag verlieren wir etwa 100 Haare durch einen ganz natürlichen Wechsel. Sie wachsen, werden ein paar Jahre alt, sterben ab und fallen aus, um einem neuen Haar Platz zu machen. Erst wenn Sie sich durch die Haare streichen und immer wieder viele zwischen Ihren Fingern hängen bleiben und sich auch am Boden überall Haare finden, kann es kritisch werden. Und dann natürlich, wenn Sie sehen, dass der Scheitel sich lichtet oder das enge Haargummi plötzlich viel zu weit geworden ist.

Wie bei den meisten Erkrankungen können dem Haarausfall unterschiedliche Ursachen zugrunde liegen. Haarausfall kann genetisch sein, er kann durch Medikamente verursacht werden, aber auch Gifte und Stoffwechselstörungen mischen hier tüchtig mit. Manchmal mangelt es aber auch einfach an Aminosäuren und ziemlich oft fehlen bestimmte Spurenelemente, allen voran Eisen und Kupfer. Wenn Sie nicht genügend Eisen im Eisenspeicher (Laborwert: Ferritin) eingelagert haben, können Ihre Haare nicht gut wachsen. Das trifft oft Frauen vor den Wechseljahren, da sie mit jeder Menstruation Blut und damit auch Eisen verlieren.

Sehr oft lässt sich der Haarausfall aber auch an einer hormonellen Dysbalance festmachen. Das ist kein Wunder, denn wie unsere Haare wachsen, ist sowohl bei Frauen als auch bei Männern stark von den Hormonen abhängig. Besonders deutlich wird das in der Pubertät: Erst mit dem Einsetzen der Hormone beginnen die Haare auch an anderen Stellen zu sprießen. Und dort, wo sie vorhanden sind, verändern sie sich deutlich. Häufig fetten die Haare am Anfang der Pubertät schneller und wirken strohig und widerspenstig. Hat sich der Hormonhaushalt erst einmal eingependelt, sind die Haare eher dicker und sehen wieder gesund aus. Der Haarausfall nach einer Schwangerschaft und in den Wechseljahren ist oft ein Hinweis auf eine hormonelle Schieflage. Bei Männern zeigt sich – meist erblich bedingt – lichtes Haar an den Schläfen, oder sie verlieren Haare am Oberkopf bis hin zur Glatze. Warum auch dieser erbliche Haarverlust hormonelle Gründe hat und welches die häufigsten Arten von Haarausfall sind, bei denen das Hormonsystem mitmischt, erläutern wir im Folgenden.

Anlagebedingter Haarausfall

Schon im Teenageralter kann anlagebedingter Haarausfall entstehen, er prägt sich aber meist zwischen dem 30. und 40. Geburtstag deutlicher aus. Was hier passiert, könnte man als Hormonsensibilität bezeichnen. Es wird zu viel freies, lokal wirksames Testosteron (Dihydrotestosteron) produziert, dass die Haarfollikel schädigt und die Haare zunächst einmal nur in ihrer Struktur verändert. Kräftige Haare werden sowohl bei Männern als auch bei Frauen langsam dünner. Später fallen sie dann schließlich aus. Das passiert, je nach Geschlecht, an unterschiedlichen Stellen am Kopf. Bei Frauen lichten sich die Haare eher am Scheitel, während es bei Männern eher zu einem typischen Bild kommt: Zuerst entwickeln sich „Geheimratsecken", langsam kommt die Stirnglatze dazu, später fallen am oberen Hinterkopf die Haare aus. Häufig bleibt ein seitlicher Haarkranz am Hinterkopf bis zu den Schläfen. Das ist bei Frauen nur sehr selten der Fall.

Dass die Haare dünner werden, schließlich ausfallen und schwächer oder gar nicht mehr nachwachsen, liegt daran, dass mehr Testosteron in Dihydrotestosteron umgewandelt wird. Diese verstärkte Umwandlung ist eine erbliche Anlage, die nur die Haare auf dem Kopf betrifft, bei Männern ist der Bart davon unberührt, ganz im Gegenteil, häufig sprießen die Barthaare ganz besonders gut. Obwohl die Ursache des anlagebedingten Haarausfalls in einer Umwandlungsstörung der Androgene an speziellen Stellen des Kopfes liegt, kann es sein, dass sich im Blut kein überhöhter Spiegel an freiem Testosteron messen lässt. Das kommt daher, dass Hormone im Körpergewebe nicht immer in der gleichen Menge vorhanden sind, wie das im Blut der Fall ist. Das sollten Sie wissen, wenn Sie als Ursache für Ihren Haarausfall eine Blutuntersuchung machen lassen.

Diese Form des Haarausfalls ist mit bioidentischen Hormonen leider nicht zu therapieren. Bevor Sie aber zu den vermeintlichen Wundermitteln der Kosmetikbranche greifen, sollten Sie ohnehin erst die Ursache dafür kennen. Gegen anlagebedingten Haarausfall wird ein Nahrungsergänzungsmittel angeboten, dass aus der Sägepalme gewonnen wird. Der Wirkstoff dieser Pflanze ist Beta-Sitosterol. Es kann einen Versuch wert sein, denn es scheint an der richtigen Stelle anzusetzen. Der Wirkstoff Beta-Sitosterol hemmt die 5-Alpha-Reduktase, das Enzym, das Testosteron in Dihydrotestosteron umwandelt. Der therapeutische Ansatz, dieses Enzym zu blockieren, erscheint also logisch. Die Idee, dass die Sägepalme bzw. der Wirkstoff Beta-Sitosterol den Haarausfall stoppen kann, kam den Forschern, weil es im männlichen Körper noch eine weitere Stelle gibt, die unter einer zu starken Umwandlung von Testosteron in Dihydrotestosteron leidet: die Prostata. Bei einer gutartigen Vergrößerung liegt das ebenfalls am Dihydrotestosteron. Der pflanzliche Wirkstoff Beta-Sitosterol hemmt auch hier die 5-Alpha-Reduktase und wird häufig zum Schutz der Prostata verwendet.

Neben dem pflanzlichen Wirkstoff Beta-Sitosterol gibt es noch ein Medikament, das auf das gleiche Prinzip setzt. Auch das Arzneimittel Finasterid wirkt sich auf die Hemmung des Enzyms 5-Alpha-Reduktase aus. Finasterid wird vor allem zur Behandlung einer gutartigen Vergrößerung der Prostata eingesetzt, in geringerer Dosierung aber auch gegen anlagebedingten Haarausfall. Da das Medikament als Tablette eingenommen wird, wirkt es im gesamten Körper. Wenn Sie Finasterid verwenden, kann es zu Potenzstörungen und Libidoverlust kommen. Leberwerte können sich verändern, die Prostata kann sich verkleinern und die Körperbehaarung kann zurückgehen.

Ein weiterer Wirkstoff, der gegen anlagebedingten Haarausfall genutzt wird, ist 17-Alpha-Östradiol. Dieses chemisch hergestellte östrogenähnliche Medikament soll zwar keine hormonelle Wirksamkeit besitzen, allerdings kann es zwei unterschiedliche Formen des Enzyms 5-Alpha-Reduktase hemmen und so den Haarausfall verringern. 17-Alpha-Östradiol ist jedoch im Gegensatz zu Beta-Sitosterol, dem Wirkstoff der Sägepalme, kein natürliches Präparat.

Und noch ein Medikament ist im Gespräch, wenn es um Haarausfall geht: Der Wirkstoff Minoxidil ist eigentlich ein Blutdrucksenker.

Bei Patienten, die Minoxidil wegen Bluthochdruck eingenommen haben, wurde festgestellt, dass besonders bei Frauen die Haare wieder zu wachsen begannen. Also wurde ein Haarwasser bzw. Haarschaum mit entsprechend geringer Dosierung hergestellt. Studien zeigen, dass dieses Medikament bei Frauen besser wirkt als bei Männern. Allerdings ist die Wirkung so vereinzelt, dass Sie sich gut überlegen sollten, ob es sinnvoll ist, für mindestens vier Monate einen Blutdrucksenker über die Kopfhaut zu verwenden. Zwar ist die Substanz gering dosiert und soll nur lokal wirken, letztlich wird aber auch eine auf die Kopfhaut aufgetragene Substanz über den Organismus ausgeschieden, der gesamte Körper wird also mit einem Medikament belastet. Deshalb können auch Nebenwirkungen wie Herzklopfen und Brustschmerzen auftreten. Minoxidil ist ein Medikament zu Blutdrucksenkung und keine natürliche Methode gegen Haarausfall.

Haarausfall durch Östrogenmangel nach der Schwangerschaft und in den Wechseljahren

Wenn Frauen Haare lassen, dann ist nicht selten ihr Östrogenhaushalt dafür verantwortlich. Dass Haare empfindlich darauf reagieren, wenn zu wenig Östrogen vorhanden ist, hängt mit dem Zyklus der Zellen zusammen, denn Östrogene greifen in die Teilungsphase der Haarzellen ein. Die Haarzellen teilen sich dann langsamer als früher, wodurch die Haare auf Dauer feiner und insgesamt auch lichter werden. Einerseits fallen immer wieder Haare aus, andererseits wachsen die neuen wesentlich langsamer nach. Nach der Geburt sinkt der Östrogenspiegel drastisch ab, das ist ganz normal, führt aber bei vielen Frauen zu Haarausfall. Trotzdem muss es nicht weiter problematisch sein, denn in der Regel geht der Haarausfall spontan nach einigen Wochen von alleine zurück. Dann nämlich, wenn sich der Hormonspiegel wieder eingependelt hat. Gut ist es, hier auch auf den Eisenspiegel zu achten, der oft durch Schwangerschaft und Stillzeit abgesunken ist.

Auch in den Wechseljahren sinkt und ändern sich die Hormonkonstellationen, allerdings pendeln sie sich nicht wieder von alleine ein, wie das nach einer Schwangerschaft meist der Fall ist. In den Wechseljahren gefährden vor allem zwei Hormongruppen Ihren Kopfschmuck: Das ist entweder ein Östrogenmangel oder ein Androgenüberschuss. Wenn Sie z. B. schon jahrelang keine Regelblutung mehr hatten, dann könnte es sein, dass die abgesunkenen Östrogenwerte dafür sorgen, dass Ihre Haare jetzt feiner werden und schneller ausfallen, oder dass zu hohe Androgenspiegel bzw. ein Ungleichgewicht zwischen Östrogenen und Androgenen daran schuld sind.

Schilddrüse und Haarausfall

Auch die Schilddrüse mischt mit, wenn es um die Haare geht. Sie lässt Ihr Haar nicht nur trocken, spröde oder fettig werden, sie hat auch Einfluss darauf, wie schnell Haare wachsen und ausfallen. Egal, ob Sie an einer Über- oder an einer Unterfunktion der Schilddrüse leiden, für Haarausfall kann beides verantwortlich sein. Das liegt daran, dass bei einer Unterfunktion das freie Testosteron ansteigt. Unsere Schilddrüsenhormone steuern aber auch, wie schnell die Haare wachsen. Bei einer Schilddrüsenüberfunktion müssen Sie ihre Friseurtermine enger legen, weil die Haare plötzlich zwar schneller wachsen, aber gleichzeitig auch dünner werden. Die Beschaffenheit der ausgefallenen Haare kann bei Schilddrüsenpatienten vieles über die Erkrankung verraten. Zu viele feine Haare in der Bürste, aber keine Veränderung der Scham- und Achselbehaarung deuten auf eine Überfunktion hin. Fallen Ihnen hingegen dicke, feste Haare aus und stellen Sie fest, dass sich auch Ihre Schamhaare und die Haare unter den Achseln ausdünnen, dann liegt es eher an einer Schilddrüsenunterfunktion.

Vitamin D_3 und Haarausfall

Vielleicht fragen Sie sich, warum wir in einem Kapitel über hormonbedingten Haarausfall auf ein Vitamin eingehen. Tatsächlich ist Vitamin D_3 gar kein Vitamin, sondern ein Hormon. In der Medizin werden Substanzen nach Funktionen und Wirkungen klassifiziert. Vitamine gelten als Stoffe, die wir dem Körper zuführen müssen, so lautet die genaue Definition. Hormone dagegen werden vom Körper selbst gebildet. Als Vitamin D_3 entdeckt und eingeordnet wurde, wusste schlichtweg noch niemand, dass es wie ein Hormon arbeitet und deshalb wurde es auch nicht als Hormon bezeichnet. Vitamin D_3 ist ein Hormon, das mithilfe der UV-B-Strahlung in der Haut gebildet wird. Weil im Haarfollikel auch Vitamin-D_3-Rezeptoren sitzen, beeinflusst Vitamin D_3 auch das Haarwachstum. Wenn also Ihr Vitamin-D_3-Spiegel zu niedrig ist, kann das auch zu Haarausfall führen. In diesem Fall werden Sie feststellen, dass Ihre Haare nur langsam wachsen und leicht brechen. Diagnostiziert wird ein Mangel über den Spiegel im Blut.

Antibabypille und Haarausfall

In der Antibabypille wirken meist künstliche Östrogene zusammen mit künstlichem Progesteron (Gestagen). Um den Eisprung und somit eine Schwangerschaft zu verhindern, ist immer künstliches Östrogen notwendig, weil es deutlich länger wirkt. Ein großer Nachteil einer solchen „chemischen" Verhütung ist, dass auf diese Weise kaum noch körpereigene Östrogene produziert werden. Körpereigene Östrogene sind unter anderem auch deshalb gesünder, weil ihre Abbauprodukte wichtige Funktionen im Körper übernehmen. Und wenn es um die Haare geht, gilt das ganz besonders für seine Speicherform Östrogensulfat, die für ein stabiles Haarwachstum gebraucht wird: Verhütet man mit der Antibabypille, kommt es zu einem Mangel an Östrogensulfat. Auch ein Mangel an Vitamin B_{12} und Folsäure geht damit oft einher, ein Duo, das für die Haare wichtig ist.

Haarausfall: Die Patientin Elisabeth

Die 33-jährige Elisabeth hat festgestellt, dass ihre Haare dünner geworden sind und schnell ausfallen. Sie verhütet seit vielen Jahren mit der Antibabypille und hat den Eindruck, dass der Haarausfall damit zusammenhängt. Um das zu überprüfen, hat sie schon vor einem halben Jahr die Pille abgesetzt. Ihre Haare haben sich jedoch nicht erholt, sie sind noch immer dünn und brechen leicht. Beim Eincremen vor dem Spiegel ist ihr zudem aufgefallen, dass die Außenseiten der Augenbrauen immer feiner werden. Wenn sie sich durch die Haare streicht oder sie bürstet, gehen immer wieder viele Haare aus.

Ein Behandlungsplan für Elisabeth

Nach all dem, was Elisabeth erzählt, scheint die Antibabypille ihr Hormonsystem gestört und sich vermutlich auch auf die Schilddrüsenhormone ausgewirkt zu haben. Dass die Schilddrüse beteiligt ist, lässt sich an den ausgedünnten Enden der Augenbrauen ablesen. Es ist deshalb sinnvoll, die Schilddrüsenhormone zu kontrollieren. Weil die Pille sich auch auf Vitamine und Spurenelemente auswirken kann, sollten auch hier die wichtigsten Werte kontrolliert werden. Elisabeth hat die Pille vor sechs Monaten abgesetzt und zeigt keine anderen Symptome, die auf eine hormonelle Störung hindeuten. Ihre körpereigenen Sexualhormone sollten sich in diesem Zeitraum wieder normalisiert haben. Es kann manchmal bis zu drei Jahren dauern, bis das körpereigene Hormonsystem sich von der Störung durch die Pille erholt hat. Dennoch reicht es hier im ersten Schritt, die Schilddrüsenhormone zu kontrollieren. Erst in einem zweiten Schritt könnte es notwendig werden, auch die Sexualhormone zu bestimmen, dann nämlich, wenn die Schilddrüsenwerte in Ordnung sind. Diese Werte werden bei Elisabeth bestimmt:

- Schilddrüsenhormone (TSH, fT3, fT4)
- Vitamin B_6
- Vitamin B_{12}
- Vitamin D_3
- Biotin
- Ferritin
- Folsäure
- Zink

Die Blutwerte zeigen, dass Elisabeth tatsächlich eine leichte Unterfunktion der Schilddrüse und einen deutlichen Vitamin-D_3-Mangel hat. Ihr TSH-Wert ist stark erhöht; das ist ein Hinweis darauf, dass ihre Schilddrüse nicht ausreichend arbeitet und sich in einer Unterfunktion befindet. Außerdem sind die Werte der beiden Schilddrüsenhormone fT3 und fT4 erniedrigt. Wegen des Vitamin-D_3-Mangels soll Elisabeth täglich 4000 IE Vitamin D_3 einnehmen. Um ihre Schilddrüsenunterfunktion zu behandeln, erhält sie ein Kombinationspräparat, mit dem sie vermutlich am besten zurechtkommen wird, weil sowohl T3 als auch T4 zu niedrig sind. Die Schilddrüsenhormone sollte Elisabeth nun eine Weile unter regelmäßiger Kontrolle einnehmen. Aber auch eine Mineralstoffkur über mindestens sechs Wochen ist bei Elisabeth sinnvoll, denn bei der Untersuchung der Mineralstoffe im Blut sind deutliche Defizite bei Zink, Vitamin B_{12} und Folsäure aufgefallen. Deshalb sollte sie täglich etwa 20 mg Zink, etwa 2 mg Vitamin B_{12} und ungefähr 1,5 mg Folsäure einnehmen.

Nach zweimonatiger Therapie berichtet ihre Friseurin über kurze stoppelige Haare, die überall auf dem Kopf nachwachsen.

23. Übergewicht – wenn die Waage zum Feind wird

Essen Sie meistens Fertiggerichte, also Nahrung mit hohem versteckten Zuckeranteil oder überdurchschnittlich vielen Kohlehydraten, oder trinken Sie gerne Limonaden? Wenn ja, dann sollten Sie Ihre Ernährung umstellen. Wenn Sie gerne und häufig beim Bäcker sind sowie Nudelgerichte und Reis lieben, dann können Sie gar nicht abnehmen, selbst mit bioidentischen Hormonen nicht. Denn selbstverständlich spielt es eine Rolle, was wir essen – und dagegen kommen auch Hormone nicht an. Wenn Sie sich aber bereits gut ernähren oder die Ernährung umgestellt haben, sportlich aktiv sind und dennoch nicht abnehmen (oder schon beim Anblick einer Sahnetorte zunehmen), dann stimmt vermutlich etwas mit Ihren Hormonen nicht. Für viele Patientinnen und Patienten mit Übergewicht ist es sehr frustrierend, wenn der Arzt rät, einfach nur weniger zu essen. Das funktioniert leider oft nicht. Hier können dann Hormone der Schlüssel zum Erfolg sein.

Den Kampf mit zu vielen Kilos kämpfen nicht wenige Menschen ein Leben lang. Meist gibt es nur kurzfristige Etappensiege und es folgen immer neue Diäten, sobald die Waage wieder nach oben (oder noch höher) schnellt. Vor allem Frauen um die Vierzig spüren, dass sie Jahr für Jahr kontinuierlich zunehmen: Oberschenkel und Po werden üppiger und treiben so manche zur Verzweiflung.

Wenn Frauen plötzlich deutlich zunehmen, ist die Wahrscheinlichkeit hoch, dass die wachsenden Rundungen mit einem gestörten Hormonhaushalt zu tun haben, und zwar höher als bei Männern. Das liegt an der weiblichen Biologie: Frauen haben bessere Energiespeichermöglichkeiten, weil sie Kinder zur Welt bringen können. Schließlich wird für vierzig Schwangerschaftswochen und monatelanges Stillen jede Menge Energie benötigt. Diese Kalorien müssen schnell eingelagert werden und ebenso schnell zur Verfügung stehen, schließlich gilt es jetzt, zwei zu ernähren. Die weiblichen Energiespeicher werden von Hormonen gesteuert.

Allerdings reagieren Frauen nicht nur in der Schwangerschaft sehr sensibel auf Hormone, sondern ein ganzes Leben lang. Deshalb kommt es auch schnell zu Gewichtsproblemen. Sollte Ihr Hormonhaushalt gestört sein, ist das ein echtes Hindernis, wenn Sie abnehmen wollen. Es wird Ihnen nicht gelingen. Wenn Sie es mit Diäten versuchen, kann es sein, dass Sie Ihren angeschlagenen Hormonhaushalt noch weiter belasten, denn vor allem Diäten, die auf radikalen Fettverzicht setzen, greifen drastisch ins Hormonsystem ein. Unsere Geschlechtshormone werden nämlich aus Fett hergestellt, sie sind deshalb dringend auf eine ausreichende Fettzufuhr über die Nahrung angewiesen.

Von Übergewicht spricht man, wenn das Körpergewicht in Relation zur Körpergröße in einem Missverhältnis steht. Um das herauszufinden, wurde lange mit einer einfachen Formel gerechnet: Körpergröße in Zentimetern minus 100 ergibt das Normalgewicht. Und für das Idealgewicht mussten Männer vom Ergebnis nochmals 10 Prozent abziehen, Frauen sogar 20 Prozent. Diese Formel wurde mittlerweile vom sogenannten Body Mass Index (BMI) abgelöst, den Sie sicher auch kennen. Die Berechnung ist ein wenig komplizierter: Das Körpergewicht in Kilogramm geteilt durch die Körpergröße in Metern im Quadrat ergibt den BMI. Wenn das Ergebnis zwischen 18,5 und 25 liegt, dann haben Sie laut Weltgesundheitsorganisation Normalgewicht. Der BMI berücksichtigt im Gegensatz zur alten, sehr schlichten Formel immerhin noch das Alter der Person, d. h. wer älter ist, darf ruhig ein paar Pfunde mehr haben. Und der BMI zeigt auch gleich an, wer krankhaftes Übergewicht hat. Im Internet finden sich BMI-Rechner, bei denen Sie einfach Gewicht, Körpergröße und Alter eingeben können.

Allerdings ist auch der BMI nicht der Weisheit letzter Schluss, wenn es um die Frage nach einem gesunden Gewicht geht. Denn das Gewicht alleine ist nicht alles. Ein durchtrainierter Sportler ist meist ein schwerer Brocken, er hat also einen hohen BMI – genauso wie ein Patient, der einfach nur viel zu dick ist und unter Adipositas leidet. Hinzu kommt, dass Muskeln schwerer sind als Fett, was die Sache noch weiter verzerrt. Das Problem beim BMI ist, dass das gesamte Körpergewicht als Grundlage dient und nicht der Körperfettanteil gemessen wird, um den es aber in erster Linie geht. Zu dick zu sein, kann auf der einen Seite eine Frage der Ästhetik sein. Dabei sollte allerdings nicht vergessen werden, dass Adipositas, also krankhaftes Übergewicht, die Ursache für viele weitere Erkrankungen ist.

Zu viele Kilos machen krank

Frauen leiden oft sehr darunter, mehr Kilos als nötig mit sich herumzutragen, und manchmal kann das auch psychisch belastend werden. Doch jenseits vom persönlichen Empfinden und der Orientierung an modernen Schönheitsidealen können zu viele Kilos handfeste gesundheitliche Probleme mit sich bringen. Nicht erst Adipositas schadet der Gesundheit, schon seine Vorstufe, die medizinisch Präadipositas heißt, schadet dem gesamten Organismus. Wenn Sie dem gefährlichen Bauchfett selbst auf die Schliche kommen möchten, können Sie einfach Ihren Bauchumfang messen. Gemessen wird hier die Taille, etwa in Höhe des Nabels. Ein Bauchumfang bei Frauen von mehr als 88 cm und bei Männern von mehr als 102 cm deutet auf ein erhöhtes Risiko für Herz-Kreislauf-Erkrankungen hin, so der aktuelle Stand der Forschung.

Ist das Übergewicht deutlicher ausgeprägt, fällt vielen Patienten das Treppensteigen schwer und sie kommen schon bei leichten Anstrengungen außer Atem. Oft können auch die Gelenke das Gewicht nicht mehr tragen und werden geschädigt. Auch wenn Sie feststellen, dass Sie stärker schwitzen, unter Schlafstörungen und Verdauungsstörungen leiden, können das Symptome des Übergewichts sein. Ganz oben auf der Liste der Übeltäter stehen neben Herz-Kreislauf-Erkrankungen vor allem Stoffwechselstörungen. Hier ist eine Krankheit seit Jahren im Vormarsch: Diabetes.

Bauchfett als Hormonfabrik

Chronisches Übergewicht ist in vielerlei Hinsicht gesundheitsschädlich. Dabei geht es nicht nur darum, dass wir Energiespeicher mit uns herumtragen, die wir nicht benötigen, sondern es sind Gewichtsbelastungen, denen Knochen, Gelenke und Bänder ausgesetzt sind. Zu viele

Kilos führen zu chronischen Entzündungen im Fettgewebe. Diese Entzündungen setzen wiederum Stoffe frei, die zu Insulinresistenz führen können und damit schließlich zu Diabetes. Neuere Forschungen haben gezeigt, dass Fettzellen sogar selbst Hormone herstellen. Sie haben richtig gelesen: Das Fett am Bauch produziert Hormone. Ein „Rettungsring" bringt also unser sensibles Hormonsystem aus dem Gleichgewicht. Das allein kann schon genügend gesundheitliche Probleme mit sich bringen, aber damit nicht genug. Da unsere Stoffwechselvorgänge ineinandergreifen, stabilisieren sich Hormone und Immunsystem auch gegenseitig, sie sind aufeinander angewiesen, um gut zu funktionieren. Indem die Fettzellen nun aber unseren Körper mit zusätzlichen Hormonen überfluten, wird ein weiterer gesundheitsschädlicher Mechanismus in Gang gesetzt: Zu viele Hormone überfordern unser Immunsystem, das dafür verantwortlich ist, unseren Körper vor gefährlichen Eindringlingen zu schützen. Das funktioniert sehr gut, solange die Hormonspiegel im Gleichgewicht sind. Wird unser Immunsystem aber dauerhaft durch zu viele Hormone überstimuliert, kann es seiner Arbeit nicht mehr so gut nachkommen, mit der Konsequenz, dass es den ein oder anderen gefährlichen Eindringling übersehen kann, womit die Wahrscheinlichkeit steigt, beispielsweise an einem Tumor zu erkranken. Chronisches Übergewicht ist also weitaus mehr als nur ein ästhetisches Problem.

Fettpolster und Hormone

Eines gleich vorweg: Ohne Hormone würde nichts, was sich biochemisch in unserem Körper abspielt, funktionieren. Unser gesamter Stoffwechsel käme zum Erliegen, was wir nicht überleben würden. Hormone spielen damit eine nicht zu unterschätzende Schlüsselrolle im Stoffwechsel. Auch bei der Frage des Gewichts mischen sie gehörig mit. Die Enzyme, die Fette aus unserer Nahrung aufspalten, reagieren auf Hormone und bestimmen damit, ob Fett aus den körpereigenen Depots verbraucht oder aber – was wir meistens nicht so gerne haben –, dort eingelagert wird. Frauen leiden öfter als Männer an Übergewicht, das durch ein hormonelles Ungleichgewicht verursacht wurde, bei ihnen ist der hormonelle Zusammenhang deutlicher nachvollziehbar.

Bei Frauen wirken Hormone teilweise sogar von Gewebe zu Gewebe unterschiedlich. So spielen Östrogene und Progesteron besonders im Bereich von Oberschenkel und Po eine große Rolle und lassen gerne „Problemzonen“ entstehen, also jenen unliebsamen Bereich, der häufig trotz Training und Diät nicht schmelzen will. Östrogen und Progesteron sorgen dafür, dass Fett in Oberschenkel und Po eingelagert wird. Dieses Speicherfett wird dann während der Schwangerschaft und in der Stillzeit verbraucht. Später dann bauen Androgene die eingelagerten Fettsäuren ab.

Allerdings kann es durch Hormonstörungen in jedem Alter zu Problemen in diesen Bereichen kommen. Das dort eingelagerte Fett wird nicht mehr verbraucht und wächst zu einem unliebsamen Depot heran. Und es wird leider oft durch Heißhungerattacken noch weiter gefüllt. Wenn Sie weiblich sind, kennen Sie vielleicht auch das Gefühl, unbedingt und sofort eine Tafel Schokolade verschlingen zu „müssen“. Viele Frauen kennen die Gelüste, die sie meist während der zweiten Zyklushälfte überfallen. Auch dafür sind die Hormone verantwortlich. Wenn der Östrogenspiegel fällt, macht sich das auch mit starkem Appetit bemerkbar. Östrogen ist nämlich auch für die Zuckerversorgung im Gehirn zuständig, genauer gesagt das 17-Beta-Östradiol. Ist das Gehirn also mit Zucker unterversorgt, dann wird versucht, über die Nahrung Nachschub anzufordern. Sind die Hormone aber wieder im Gleichgewicht, wird sich in aller Regel auch der Appetit wieder normalisieren.

Cortisol sorgt für Bauchfett

Vielleicht haben Sie sich, wenn Sie eine Frau sind, auch schon gefragt, warum Ihr Bauch so rund geworden ist. Interessanterweise wirken sich Östrogen und Progesteron weniger auf das Bauchfett von Frauen aus. Wenn am Bauch ein Schwimmring aus Fett wächst, ist das vor allem auf Stress zurückzuführen, genauer gesagt auf das Hormon Cortisol, das bei Stress verstärkt oder unausgeglichen ausgeschüttet wird. Denn Cortisol vergrößert die Fettzellen am Bauch und lässt ihn wachsen. Andererseits ist Cortisol aber auch das Hormon, das Fett am effektivsten verbrennt. Schauen wir einmal genauer hin:

Der natürliche Cortisolverlauf folgt einer Kurve mit ansteigenden Werten morgens, etwa ein bis drei Stunden vor dem Aufwachen. Die morgendlichen Cortisolspiegel von jungen Menschen sind deutlich höher als bei älteren Menschen. Wir verlieren also mit zunehmendem Alter die Fähigkeit, morgens ausreichend Cortisol zu bilden. Beim Aufwachen sind die Werte am höchsten und fallen dann über den Tag langsam ab. Abends zur Schlafenszeit und in der Nacht sind die Werte am niedrigsten, sodass der Schlaf tief und erholsam ist. Das hohe Cortisol morgens ermöglicht die Bereitstellung von Energie aus dem Fettgewebe – Fett wird also abgebaut. Das geht besonders gut, weil morgens die Insulinwerte entsprechend niedrig sind – zumindest, wenn wir nachts keine Schokolade genascht haben. Aus diesem Grund kommen wir Menschen morgens nicht nur mit guter Energie aus dem Bett, sondern kommen auch wunderbar ohne Frühstück klar, denn das „Frühstück" liefert uns das Fettgewebe. Ist das Cortisol morgens hoch und frühstücken wir Kohlenhydrate, z. B. Müsli oder Brot, dann baut der Körper kein Fett ab, sondern eher auf – wir nehmen zu.

Cortisol kann uns also schlank machen – kommt jedoch reichlich Insulin dazu (beim Verzehr von Müsli oder Brot setzt der Körper aufgrund der Kohlenhydrate immer reichlich Insulin frei), wird das Fett nicht weniger, sondern mehr und der Bauch wächst. Gleiches passiert natürlich auch, wenn die Cortisolwerte tagsüber immer leicht erhöht bleiben, beispielsweise aufgrund von Stress, Ärger, Schlafstörungen, Kummer und Sorgen; auch dann werden die Kohlenhydrate aus der Nahrung in Form von Fett abgespeichert und der Körper quält uns zusätzlich mit ständigen Hungergefühlen. Dies passiert besonders dann, wenn das Cortisol seinen Höchststand nicht am Morgen erreicht, sondern tagsüber dauerhaft leicht erhöhte Cortisolwerte vorliegen. Therapeutisch muss also auf eine natürliche Cortisoltageskurve geachtet werden: hohes Cortisol am Morgen und niedriges Cortisol am Abend und in der Nacht.

Ist das System durcheinandergeraten, hat sich die morgendliche Einnahme von natürlichem Cortisol bewährt. Die Erhöhung der Cortisolwerte am Morgen mithilfe einer kleinen Menge Cortisol führt zu deutlich natürlicheren Werten im Tagesverlauf und die Cortisolkurve normalisiert sich. Allerdings sollte die Cortisoldosierung die Blutwerte nur im natürlichen Rahmen ansteigen lassen und niedrig dosiert sein. Eine Gewichtabnahme setzt dann sehr effektiv ein, wenn mit der Einnahme des Cortisols keine Nahrung zugeführt wird. Kombinieren Sie das Cortisol mit einem reichlichen Frühstück, werden Sie kein Gewicht verlieren, sondern riskieren eine Gewichtzunahme.

Bei deutlich erhöhten Cortisolspiegeln nachts – mit entsprechenden Schlafstörungen wie Einschlaf- oder Durchschlafproblemen – hilft Progesteron. Progesteron kann diesen Mechanismus unterbrechen und vor dem Cortisoleffekt schützen, da es als Gegenspieler wirkt. So verbessert Progesteron den Schlaf, senkt dadurch auch das Stresslevel und hilft bei leichten Störungen des Cortisolstoffwechsels – denn mit dem erholsameren Schlaf erholt sich auch oftmals die Cortisoltageskurve.

Der runde Männerbauch

Übergewicht bei Männern entsteht oft durch falsche Ernährung, unregelmäßige Mahlzeiten, Bewegungsmangel und Stress. Dennoch spielen auch hier die Hormone und gerade Cortisol eine wichtige Rolle. Bei Männern ist es wichtig, dass ausreichend Androgene vorhanden sind, weil sie sich günstig auf die Fett-Muskel-Verteilung auswirken und vor Stress schützen. Ein Mangel an Testosteron und DHEA machen es unmöglich, Muskeln zu erhalten oder aufzubauen. Gleichzeitig verändert sich die Cortisolkurve unnatürlich, es kommt zu tiefen Spiegeln am Morgen und zu hohen Werten im Tagesverlauf. Ist die Muskulatur nur schwach ausgeprägt, sinkt auch die Möglichkeit, Fett zu verbrennen, denn das geschieht in den Muskeln. Daraus kann ein Teufelskreis entstehen, denn mit den schwindenden Muskeln sinkt auch der Kalorienbedarf. Und sinkt dieser, stagniert auch die Fettverbrennung. Ausreichend hohe Androgenspiegel sind also eine Grundvoraussetzung für den Aufbau der Muskulatur, sie unterstützen die Fettverbrennung und so das Abnehmen. Testosteron ist ein wichtiger Mitspieler von Cortisol. Gerade die morgendlich hohen Testosteronwerte, zusammen mit den ebenfalls hohen Cortisolspiegeln, sind ideal, um Fett in Energie umzuwandeln und Gewicht zu reduzieren sowie gleichzeitig Muskeln aufzubauen. Somit ist auch der ideale Zeitpunkt für anstrengenden Sport ganz eindeutig morgens. Stress hingegen erhöht den Cortisolspiegel unphysiologisch. Cortisol ist dann dauerhaft erhöht – den ganzen Tag über und auch noch nachts. Oder es schwankt unregelmäßig im Tagesverlauf und ist in der täglichen Gesamtmenge deutlich zu hoch. In diesem Fall kommt es zu einer Gewichtzunahme. Bleibt das Cortisol im Tagesverlauf erhöht, hält es das Fett in den Fettzellen. Welche Diät auch immer Sie dann ausprobieren, das Fett wird dort „hängenbleiben“, solange der Cortisolspiegel zu hoch ist.

Testosteron, DHEA, Progesteron, Vitamin D und die Schilddrüsenhormone sind, je nach Tageszeitpunkt, Mit- oder Gegenspieler von Cortisol. Es können aber auch – bei Männern und Frauen – Bakterien im Darm vorhanden sein, die Ballaststoffe, die normalerweise ausgeschieden werden, in Zucker umwandeln. Damit wird eine eigentlich gesunde ballaststoffreiche Mahlzeit zu einer Kalorienbombe. Vor allem in den Wechseljahren verändert sich bei Frauen oft das Gewicht. Wenn man bedenkt, dass spätestens dann das hormonelle Gleichgewicht dauerhaft ausgehebelt ist, verwundert das nicht.

Übergewicht: Die Patientin Claudia

Claudia klagt über Probleme mit ihrem Gewicht, die sie sich nicht erklären kann. Die Patientin ist 42 Jahre alt und leidet deutlich unter Übergewicht. In den letzten Jahren hat sie etwa 17 Kilo zugenommen. Zunächst eher schleichend, Jahr für Jahr zwei bis drei Kilo, doch im vergangenen Jahr waren es plötzlich fast zehn Kilo, obwohl sie sich sehr gesundheitsbewusst ernährt und sich viel bewegt. Der Sport selbst fällt ihr zunehmend schwer, und ihre Kräfte scheinen zu schwinden. Sie kämpft jedoch dagegen an und quält sich massiv: Mindestens viermal in der Woche geht sie abends im Fitnessstudio bis an ihre Leistungsgrenzen. Sie fühlt sich sehr unwohl damit und befürchtet auch Auswirkungen auf ihre Gesundheit.

Ein Behandlungsplan für Claudia

Claudia ist ein typisches Beispiel für hormonelle Störungen, die sich dann einstellen, wenn bei Frauen die Hormonproduktion nachlässt.

In dieser Zeit nehmen Frauen häufig trotz Sport und guter Ernährung deutlich zu. Manchmal sogar so schnell, wie es bei Claudia der Fall ist. Zudem bemerkt die Patientin, dass sie beim Sport überhaupt keinen Leistungszuwachs und kein oder kaum Muskelwachstum hat. Weil ab einem Alter von 40 Jahren die Progesteronproduktion meist schon deutlich abgesunken ist, liegt ein besonderes Augenmerk beim Hormonstatus auf dem Progesteronwert. Bei Frauen, die noch eine Menstruation haben, ist es wichtig, das Blut für den Hormonstatus zwischen dem 19. und 21. Zyklustag abzunehmen. Wichtige Werte sind in Claudias Fall:

- LH und FSH
- Östradiol
- Progesteron
- Testosteron
- Freies Testosteron
- Dihydrotestosteron
- DHEA-S
- Pregnenolon
- Cortisol (im Speichel)
- Jod (im Urin)
- Schilddrüsenhormone (TSH, fT3 und fT4)

Bei der Untersuchung der Hormone spielen immer alle Beschwerden eine Rolle. Geht es der Patientin ansonsten psychisch und körperlich gut, können auch weniger Hormonwerte bestimmt werden. Ein ausgeglichener Hormonspiegel, also ein Gleichgewicht zwischen Progesteron und Östrogenen auf der einen Seite und den männlichen Hormonen wie Testosteron und DHEA auf der anderen Seite, sind sehr hilfreich für eine Regulierung des Gewichts. Besonders wichtig ist allerdings auch der Cortisolspiegel. Nur mit einem ausgeglichenen Cortisolhaushalt ist Abnehmen überhaupt möglich. Stimmt das hormonelle Zusammenspiel wieder, wird auch eine Ernährungsumstellung endlich Erfolge zeigen.

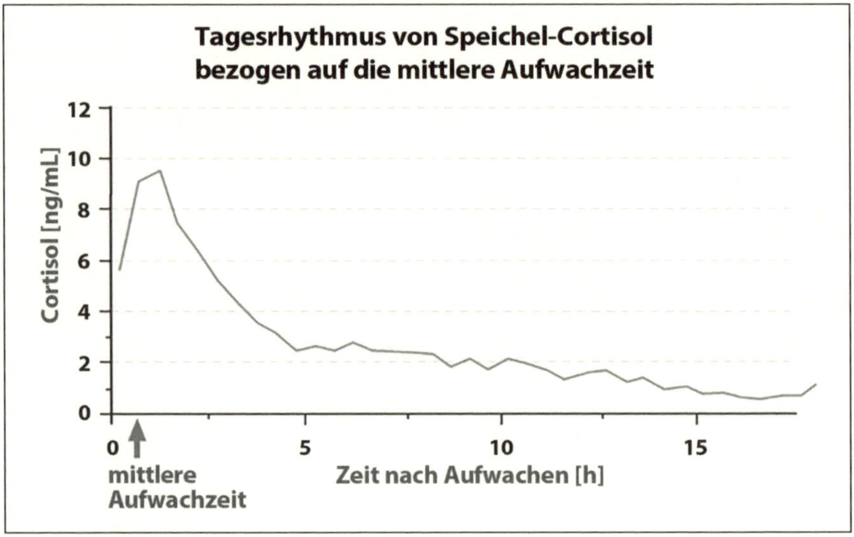

Abb. 5 Cortisolkurve

Bei den Blutwerten zeigen sich eine Schilddrüsenunterfunktion, ein Mangel an Testosteron und DHEA-S, eine Störung des Cortisol-Tagesprofils mit niedrigem Cortisolspiegel morgens und deutlich erhöhten Werten im Tagesverlauf sowie ein niedriger Progesteronspiegel.

Nimmt die Gewichtszunahme überhand, beginnen die Betroffenen häufig mit exzessivem Sport, und so ist es auch bei Claudia. Die täglichen 15 Kilometer zur Arbeit fährt sie mit dem Fahrrad, zusätzlich läuft sie und macht Kraftsport bevorzugt in den Abendstunden: Claudia hat durch massiven Sport den Cortisolspiegel abends erhöht und damit in der Zeit, in der der Körper zur Ruhe kommt, nämlich abends und nachts, einen Stressfaktor gesetzt, der die nächtliche Erholung stört und oftmals zu übermäßig frühem Aufwachen führt. Damit sinken die morgendlichen Cortisolspiegel ab. Durch den niedrigen morgendlichen Cortisolspiegel hat Claudia einen schlechten Start in den Tag. Sie kommt nur schwer aus dem Bett und in Schwung. Die Nebennieren schaffen es auch morgens kaum, ausreichend Cortisol für die Fahrradfahrt zur Arbeit bereitzustellen. Dies wäre aber wichtig, weil gerade das morgendliche Cortisol für die Fähigkeit, Fett zu verbrennen und Energie für die Radfahrt zur Verfügung zu stellen, extrem wichtig wäre.

Also muss Claudia gut frühstücken – mit reichlich Kohlenhydraten aus einem Müsli, um überhaupt genug Energie für die Fahrt zur Arbeit zu haben. Nachdem sie die 15 km geschafft hat, braucht Sie schon wieder einen Snack zwischendurch. Eigentlich würden die hohen Cortisolspiegel morgens, zusammen mit dem niedrigen Insulin, es ihr ermöglichen, die ganze Energie, die sie braucht, aus Ihrem Fettgewebe zu ziehen – und sie würde abnehmen. Da der Cortisolstoffwechsel jedoch morgens nicht ausreichend hoch ist, ist Claudia auf Energie aus der Nahrung angewiesen und der Körper baut dann eher Fett auf statt ab.

Claudia hat ihren Hormonhaushalt zum Entgleisen gebracht. Cortisol in hohen morgendlichen Mengen fördert die Energiebereitstellung aus Fett. Zu keiner anderen Tageszeit verbrennen wir Menschen so gut Fett wie morgens – wenn das Cortisol am höchsten ist und wir keine Kohlenhydrate zu uns nehmen. So hat es die Natur geplant: Wir Menschen stehen auf und müssen im Nüchternzustand durchstarten können, um uns Nahrung zu besorgen – sonst würden wir verhungern. Dies gelingt uns mithilfe von Cortisol. Claudia hat morgens unnatürlich niedrige Cortisolspiegel, die im Tagesverlauf ansteigen und auch noch stark schwanken; all das führt letztlich zur Einlagerung von Fett und zu einer Gewichtzunahme. So entwickelt sich ein Teufelskreis, den Claudia selbst nicht mehr unterbrechen kann. Sie hat morgens keine Energie, erst mit reichlich Kaffee und einem kohlenhydratreichen Müsli kann Sie mit viel Disziplin und deutlich gebremst in den Tag starten.

Hinzu kommt eine deutliche Schilddrüsenunterfunktion. Das führt ebenfalls dazu, dass Claudia kaum Gewicht verlieren kann und eher zu- als abnimmt. Der Mangel an Progesteron, DHEA, Testosteron und Pregnenolon kommt erschwerend hinzu. Im Urin konnte außerdem ein schwerer Jodmangel nachgewiesen werden. Das kann ein Grund für die Schilddrüsenstörung sein. Ihre Ernährung sei gesund, sagt Claudia.

Claudia sollte auf das Frühstück verzichten. Damit sie jedoch Energie aus dem Fettgewebe gewinnen und abnehmen kann, sollte zumindest für 6-8 Wochen natürliches Cortisol in einer sehr niedrigen Dosierung zugegeben werden. Damit hebt Claudia ihren morgendlichen Cortisolspiegel leicht an und es kommt zu Werten, wie sie bei anderen Menschen üblich sind und auch bei ihr früher waren. So kann sie Fett verbrennen und abnehmen. Der leicht angehobene Cortisolspiegel morgens führt zu einer deutlich höheren Fettverbrennung und auch Belastbarkeit. Diese wird Claudia beim Radfahren merken und sie führt auch im Job zu mehr Ausgeglichenheit. Schlussendlich normalisieren sich auch die unnatürlichen Cortisolschwankungen mit teilweise deutlich zu hohen Werten, sodass das Cortisol morgens wieder natürlich hoch ist und über den Tag abnimmt, bis es abends so tief sinkt, dass Claudia gut schlafen kann. Allerdings soll Claudia abends keinen übermäßig anstrengenden Sport treiben, da dieser die Cortisolwerte erhöht und dadurch die nächtliche Erholung mindert. Am Abend sind beispielsweise Yoga, Tai-Chi, Qigong oder Walken geeignet – Pulswerte von über 115 sollten dabei vermieden werden. Claudia muss außerdem ihre vermeintlich gesunde Ernährung umstellen, denn diese ist schuld an der Gewichtszunahme: Getreidemüsli und Vollkornbrot verwertet der Körper wie Zucker! Daher muss Claudia ihre Ernährung auf Gemüse, etwas Fleisch und Nahrungsmittel umstellen, die einen niedrigen glykämischen Index haben, damit der Blutzucker nicht zu sehr schwankt, denn das macht ebenfalls dick. Am einfachsten ist es, wenn sie für vier Wochen alle Getreide (Nudeln eingeschlossen) und auch Milchprodukte meidet, genauso wie Zucker, Reis und Kartoffeln.

Zusätzlich erhält Claudia natürliche Schilddrüsenhormone (NDT) aus Schweineschilddrüsen, um die Unterfunktion auszugleichen. Für den multiplen Hormonmangel nimmt sie eine Kapsel mit Progesteron vom 17. Zyklustag bis zur Menstruation sowie Lozenges mit DHEA und Pregnenolon, die über den ganzen Zyklus eingenommen werden. Gegen den nachgewiesenen Jodmangel bekommt sie zusätzlich eine Jodtablette pro Tag, was einen positiven Einfluss auf die Schilddrüsenunterfunktion hat. Zusätzlich nimmt Sie morgens natürliches Cortisol in niedriger Dosierung.

Nach vier Wochen zeigt Claudias Waage vier Kilo weniger. Die Ernährungsumstellung war aufgrund der Cortisoleinnahme und der Regulierung der Hormone erfolgreich und sie macht Claudia sogar Spaß. Sie kann unter der Woche gut auf ihr Frühstück verzichten und ist erstaunt, dass sie mit der Radtour zur Arbeit immer besser zurechtkommt. Sie hat beschlossen, die Ernährung grundsätzlich umzustellen, da sie sich deutlich fitter und ausgeglichener fühlt und auch kein Mittagstief mehr hat. Sie schläft außerdem deutlich besser.

24. Karpaltunnelsyndrom – wenn die Hand einschläft

Meist macht sich das Karpaltunnelsyndrom mit Schmerzen in der Nacht bemerkbar. Es fühlt sich an, als wären der Arm oder auch nur die Finger eingeschlafen. Sie fühlen sich dumpf, taub und fast gefühllos an. Manchmal ist es auch nur ein Kribbeln, wie Ameisen, die auf der Hand oder dem Arm unterwegs sind. Später schmerzen Hand oder Finger und das dann dauerhaft, tagsüber genauso wie nachts. Jede Bewegung tut weh und das macht alles nur noch schlimmer. Die Muskulatur hat sich zurückgebildet und im schlimmsten Fall lässt sich der Daumen kaum noch bewegen.

Im Handgelenk wird ein wichtiger Nerv eingeklemmt, der unter anderem den Daumen, den Zeige- und den Mittelfinger versorgt. Dieser mittlere Nerv (*Nervus medianus*) liegt ungefähr in der Mitte des Handgelenks und ist sehr eng eingebettet zwischen Fingersehnen, Muskeln, Gefäßen und Bändern. Genau die Enge dort wird ihm oft zum Problem: Wenn etwa das umgebende Gewebe Wasser einlagert oder die Sehnen sich entzünden und anschwellen, reicht der Platz nicht mehr aus. Es baut sich Druck auf und die Gefäße, die den Nerv mit Nährstoffen und Sauerstoff versorgen, werden gequetscht. In der Folge kommt es zu Kribbeln, Taubheit und Schmerzen. Dieser Druck entsteht, weil der Nerv einem Querband an der Hand nicht ausweichen kann, wenn er anschwillt. Das Querband spannt sich wie eine enge Manschette über das Handgelenk und sorgt für Stabilität sowie Schutz der feinen Gewebe. Besteht das Karpaltunnelsyndrom noch nicht lange, kann es helfen, eine Schiene zu tragen. Auch eine Operation, bei der das Querband durchtrennt wird, schafft wieder Platz auf dem engen Raum. Sie sollte allerdings als letztes Mittel angesehen werden, da eine Operation immer mit Risiken verbunden ist.

Am besten ist, die Ursache einer Erkrankung zu finden und zu beseitigen. Das gelingt zwar nicht immer, weil wir viele Krankheitsursachen einfach noch nicht kennen, aber es ist aus medizinischer Sicht der beste Weg. Auch vor einem chirurgischen Eingriff am Karpaltunnel wird nicht immer zuerst nach der Ursache für die Schwellung gesucht, die dem Nerv so zugesetzt hat. Wäre sie geklärt, könnten einige Operationen verhindert werden. Wenn bei manchen Patienten dieser Bereich beispielsweise von Geburt an sehr eng ist und nun Probleme bereitet, kann eine Operation notwendig sein. Die Schmerzen in der Hand und das Taubheitsgefühl in den Fingern können aber auch oft ohne Operation gelindert werden. Leider ist noch viel zu wenig bekannt, dass auch Hormonstörungen zum Karpaltunnelsyndrom führen können. Hat sich ein Karpaltunnelsyndrom entwickelt, weil der Hormonhaushalt gestört ist, beseitigt eine Operation nicht die Ursache der Erkrankung. Doch genau das sollte das Ziel guter und nachhaltiger Medizin sein. Hormonelle Ursachen sind bei einem Karpaltunnelsyndrom noch nicht einmal eine Seltenheit.

Karpaltunnelsyndrom und Hormone

Ein Ungleichgewicht der Hormone Östrogen und Progesteron bewirkt im Handgelenk, was es auch sonst im Körper bewirken kann: Es sorgt für Wassereinlagerungen im Gewebe. Das Gewebe schwillt an, dehnt sich aus und es entstehen sogenannte Ödeme. Wenn man bedenkt, wie komplex das Handgelenk aufgebaut ist, wird schnell klar, dass an dieser Stelle schon kleinste Schwellungen ernste Probleme auslösen können. Es sind Schwellungen der Unterarmbeugesehnen, die durch ein Ungleichgewicht der Östrogene ausgelöst werden und die Blutgefäße abdrücken, die den Nerv versorgen. Und wieder einmal trifft es Frauen aufgrund ihres komplexeren Hormonstoffwechsels stärker als Männer. Dreimal häufiger erkranken sie am Karpaltunnelsyndrom als Männer; das ist der erste Hinweis darauf, dass auch hier die Hormone eine wichtige Rolle spielen. Weiterhin sind Frauen in der Menopause häufiger davon betroffen als Frauen, deren hormonelles Gleichgewicht noch intakt ist. Und auch viele Frauen, denen die Eierstöcke entfernt wurden, kennen das Kribbeln in den Händen sehr gut. Um den hormonellen Zusammenhang noch eindeutiger zu machen: Das Karpaltunnelsyndrom ist das häufigste Nervenkompressionssyndrom bei Schwangeren – und Schwangere haben sehr hohe Östrogenspiegel!

Die Frage, wie das zusammenpassen soll, ist berechtigt: Bei Frauen in der Menopause ist der Östrogenspiegel bekanntlich niedrig, während bei schwangeren Frauen das Gegenteil der Fall ist. Die Antwort: Östrogene werden bei Frauen nach einer Eierstockentfernung und in der Menopause nur noch im Fettgewebe gebildet. Wenn nun aber durch den fehlenden Eisprung kein Progesteron mehr gebildet wird, entsteht ein Ungleichgewicht. Das bedeutet, dass auch niedrige Östrogenmengen, wie sie im Fettgewebe gebildet werden, ohne den ausgleichenden Effekt des Progesterons zu einem krank machenden Östrogenüberschuss, in diesem Fall im Handgelenk, führen können.

Karpaltunnelsyndrom: Die Patientin Rita

Ihre Finger an der rechten Hand schlafen immer wieder ein, erzählt Rita. Manchmal kribbeln sie auch nur ganz merkwürdig. Die Finger der linken Hand tun tagsüber einfach nur weh. So beschreibt Rita, eine 47-jährige Patientin, ihre Beschwerden. Die Schmerzen in den Händen sind der Grund für ihren Praxisbesuch. Im weiteren Gespräch stellt sich allerdings heraus, dass Rita sich auch oft müde fühlt und nicht gut einschlafen kann.

Ein Behandlungsplan für Rita

Rita leidet an einem beidseitigen Karpaltunnelsyndrom. Bei diesem Verdacht ist es sinnvoll, auch nach anderen Beschwerden zu fragen, denn häufig spielen weitere hormonelle Symptome ebenfalls eine Rolle, die von den Patienten selbst gar nicht mit dem Karpaltunnelsyndrom in Verbindung gebracht werden. Weil Rita auch unter Schlafstörungen und Müdigkeit leidet, werden auch ihre Schilddrüsenwerte kontrolliert. Bei einer Schilddrüsenunterfunktion können auch Probleme mit dem Karpaltunnel auftreten. Auch hieran erkennt man, wie eng die Hormonsysteme zusammenarbeiten und sich gegenseitig beeinflussen. Weil beim Karpaltunnelsyndrom das Gewebe angeschwollen ist und von einem hormonellen Ungleichgewicht ausgegangen werden kann, ist es gerade im Alter von Rita wichtig, auch den Progesteronspiegel zu bestimmen. Diese Werte haben wir im Blut bestimmt:

- Schilddrüsenhormone (TSH, fT4, fT3)
- FSH und LH
- Östradiol
- Östron
- Östriol
- Progesteron

Gegen die Schmerzen in den Händen hat Rita zunächst eine Schiene bekommen, die ihre Handgelenke schont, den engen Bereich weitet und die sie am besten vier Wochen lang tragen soll. Ihr Blutbild zeigt geringfügig auffällige Schilddrüsenwerte. Hier könnte zwar eine Therapie mit Schilddrüsenhormonen in Erwägung gezogen werden, zwingend notwendig ist sie in diesem Fall allerdings nicht. Wie in Ritas Alter zu erwarten ist, war der Progesteronspiegel viel zu niedrig. Hier wird der Patientin die dauerhafte Anwendung von Progesteron vermutlich sehr gut helfen. Prinzipiell gibt es in diesem Fall mehrere Möglichkeiten, die mit der Patientin besprochen werden: Rita könnte sich Progesteron auch nur als Creme direkt auf die betroffenen Handgelenke auftragen. Nachdem sie erfahren hat, welche Vorzüge Progesteron bietet, hat sie sich dafür entschieden, eine Kapsel am Abend zu schlucken und die gesundheitsfördernde Wirkung von Progesteron ihrem ganzen Körper zugutekommen zu lassen. Zusätzlich trägt sie abends vor dem Schlafengehen noch eine kleine Menge Progesterongel auf den schmerzenden Bereich an der Hand auf.

Bei hormonellen Dysbalancen ist die Verhütung immer auch ein wichtiges Thema: Jede Patientin, die hormonell verhütet, sollte allerdings darauf verzichten. Denn einmal abgesehen davon, dass die Antibabypille ohnehin nicht zu empfehlen ist, weil sie den natürlichen Hormonspiegel sehr ungünstig beeinflusst, kann sie auch der Auslöser für ein Karpaltunnelsyndrom sein.

Nach zwei Wochen berichtet die Patientin, dass die Schmerzen in den Handgelenken nachgelassen haben. Hier hat offenbar wieder die entwässernde Wirkung von Progesteron als Gegenspieler zum Östrogen gute Dienste geleistet. Glücklicherweise hat Rita sich sehr früh dafür entschieden, den Mangel mit bioidentischen Hormonen auszugleichen. Deshalb war sie bereits nach vier Wochen schmerzfrei und benötigte die Schiene nicht mehr. Durch das Progesteron haben sich auch der Schlaf und die Müdigkeit von Rita deutlich verbessert. Auch die Schilddrüsenfunktion wird durch Progesteron günstig beeinflusst, sodass auf eine Schilddrüsenmedikation verzichtet werden konnte. Nun sollte sie ihren Hormonspiegel regelmäßig kontrollieren lassen, insbesondere das Progesteron. Ein Therapieversuch mit Progesteron, wie bei Rita, ist beim Karpaltunnelsyndrom häufig erfolgversprechend.

25. Fibromyalgie – die unerkannte Stoffwechselstörung

Steife und schmerzhafte Gelenke am Morgen nach dem Aufstehen, ständige Erschöpfung oder ein Gefühl, als wären Gelenke, Muskeln oder Bänder angeschwollen, so beschreiben Menschen, die an Fibromyalgie erkrankt sind, ihre Beschwerden. Aber das ist nur ein kleiner Teil einer langen Liste von Symptomen, die auftreten können. Oft wechseln sich die Beschwerden auch ab. Rückenschmerzen, die heute noch quälen, können morgen verschwunden sein und von Schmerzen im Ellenbogen abgelöst werden. Alles, was am Körper beweglich ist, kann betroffen sein, genauso wie viele Stoffwechselsysteme.

Im Vordergrund stehen häufig vermeintliche Gelenkschmerzen, die sich langsam über den ganzen Körper ausbreiten. Zu den Gelenkschmerzen kommen oft Verdauungsstörungen, trockene Schleimhäute, Schlafstörungen, Haarausfall, Libidoverlust und viele weitere Symptome. Deshalb gleicht kaum eine Krankengeschichte der anderen. Dieser vielfältige Symptomkomplex ist weder leicht zu diagnostizieren, noch lässt er sich standardisiert behandeln. Es ist noch nicht einmal einfach, die Fibromyalgie als Krankheit einzuordnen. Aus schulmedizinischer Sicht ist sie eine Schmerzerkrankung. Etwas umfassender betrachtet ist die Fibromyalgie eine Störung des gesamten Stoffwechsels. Bei der Fibromyalgie handelt es sich somit eher um einen Symptomkomplex als um eine einzelne Krankheit. Die Patientinnen, denn Frauen sind deutlich häufiger betroffen als Männer, haben in den meisten Fällen eine lange Odyssee durch Arztpraxen hinter sich, bevor ihnen geholfen werden kann. Zu allem Übel können die Beschwerden der Fibromyalgie oft kaum mit Laborwerten erklärt werden – das Blutbild ist in Ordnung oder die Werte liegen zumindest nicht so sehr außerhalb der Norm, als dass sich die oft sehr ausgeprägten Symptome erklären lassen. Über die Jahre können sich zudem die Beschwerden verändern oder verschlimmern, so wie es bei Katharina der Fall war.

Fibromyalgie: Die Patientin Katharina

Bereits seit drei Jahren leidet Katharina an verschiedenen Körperschmerzen und Gelenkschmerzen. Alles hat mit einem steifen Nacken begonnen, später seien auch die Ellenbogen- und Schultergelenke hinzugekommen. Mittlerweile schläft sie sehr schlecht, weil sie oft von den Schmerzen wachgehalten wird. Manchmal hat sie das Gefühl, dass der ganze Körper schmerzt und die Gelenke sogar anschwellen. Immer wieder gibt es Tage, an denen es ihr besser geht, und dann wieder sind die Schmerzen so stark, dass sie sich kaum bewegen kann. Ihr fehlen Kraft und Energie und sie hat zudem oft Kopfschmerzen. Vor Kurzem sind Probleme mit der Blase aufgetreten, beim Lachen oder Husten verliert sie Urin. Wie so oft bei Fibromyalgie war im dicken Stapel der Laborblätter, die Katharina mitbrachte, nichts Auffälliges zu finden.

Ein Behandlungsplan für Katharina

Wichtig ist bei den Beschwerden von Katharina vor allem ein sehr ausführliches Gespräch. Allem voran geht es um Fragen, die über den Status ihrer Geschlechtshormone aufklären sollen, aber auch das immer wieder vernachlässigte Thema der Verdauung steht gerade bei der Fibromyalgie im Brennpunkt. Bei Katharina setzte die erste Menstruation im Alter von 13 Jahren ein. Sie hatte seither einen unregelmäßigen Zyklus, litt unter PMS und die Blutung bereitete ihr meist starke Schmerzen. Wie sich herausstellte, schwankte ihr Gefühlszustand dann zwischen niedergedrückter, trauriger Stimmung und gereiztem Aufbrausen. Kinder konnte sie keine bekommen, denn das prämenstruelle Syndrom kann dazu führen, dass die Eierstöcke verkleben und eine Befruchtung dann nicht mehr möglich ist. Hier zeigen sich schon erste eindeutige Hinweise auf hormonelle Dysbalancen.

Auch die Wechseljahre gestalteten sich für Katharina schwierig. Die 55-Jährige litt und leidet noch immer an starken Hitzewallungen und Haarausfall, die Haut am ganzen Körper und insbesondere die Schleimhäute sind außerdem sehr trocken. Auch ihre Brust hat sich vergrößert, wie Katharina während der Rückfragen erklärt. Immer wieder hat sie auch mit Blasenentzündungen zu kämpfen. Ihr scheint es, als hätte sich vieles durch die Erkrankung verschlechtert.

Da Katharina offenbar schon immer und auch anhaltend unter einem hormonellen Ungleichgewicht leidet, haben wir zunächst Blut entnommen. Am Blutbild lässt sich das Verhältnis der Sexualhormone zueinander einschätzen. Dabei lässt sich auch sehen, ob überhaupt noch genügend Hormone produziert werden. Für diese Untersuchung wichtig sind die folgenden Werte:

- LH und FSH
- Progesteron
- Testosteron
- DHEA-S
- Androstendion
- Östrogene
- SHBG

Aber nicht nur die Hormone selbst sind bedeutsam, auch ihre Abbauprodukte müssen ins Visier genommen werden. Hier geht es insbesondere darum, welche schädlichen Abbauprodukte und welche Mengen aus den Östrogenen entstehen sowie die Frage, ob der Körper sie überhaupt ausreichend unschädlich machen kann.

Katharina leidet abwechselnd an Durchfall oder Verstopfung, dazu kommt ein häufig aufgetriebener Bauch mit Blähungen. Aufgrund ihrer Verdauungsstörungen ist Katharinas Immunsystem geschwächt und ihr Körper kann deshalb wichtige Nährstoffe aus der Nahrung nicht mehr aufnehmen. Daher werden auch die Mikronährstoffe in Katharinas Blut untersucht, denn ein Defizit im Bereich der Mikronährstoffe stört alle Körperfunktionen. Viele Symptome lassen sich schon allein durch einen Mangel an Nährstoffen erklären! Hieran wird deutlich, wie wichtig eine gut funktionierende Verdauung ist. Möglicherweise verträgt Katharina bestimmte Nahrungsmittel nicht mehr so gut, weshalb es zu immer wieder neuen Entzündungen im Darm kommen kann. Um das herauszufinden, ist ebenfalls ein Test notwendig, um eventuelle Nahrungsmittelallergien und Unverträglichkeiten aufzudecken.

Um das mögliche Ausmaß der Entzündung im Darm zu verstehen, wurde bei Katharina zudem ein Stuhltest durchgeführt. Damit kann herausgefunden werden, ob die Darmflora intakt ist. Das ist sie dann, wenn die wichtigsten Darmbakterien in ausreichender Zahl vorhanden und die Entzündungswerte nicht erhöht sind. Ist das nicht der Fall, kann zum Beispiel die Serotoninproduktion gestört sein, wie das bei Fibromyalgie-Patienten häufig vorkommt. Serotonin wird oft als Glückshormon bezeichnet, weil es für Wohlbefinden und gute Stimmung sorgt. Aber Serotonin hat noch viel mehr Aufgaben, es hält beispielsweise auch unseren Kreislauf und unsere Körpertemperatur stabil. Serotonin und seine Abbauprodukte werden über den Harn ausgeschieden. Eine gute Möglichkeit ist es also, mithilfe eines Urintests die Serotonin-Produktion zu messen. Aber der Urin kann noch jede Menge andere Informationen über das Geschehen im Körper preisgeben.

Bei Katharina haben wir zum Beispiel auch den Stickstoffgehalt im Urin messen lassen. Produziert der Körper zu viel Stickstoff, legt das die Mitochondrien lahm, die „Kraftwerke" unserer Zellen; sie sorgen für die Energieproduktion. Sind die Zellen aufgrund eines Stickstoffüberschusses gestört, fühlt man sich müde und kaputt und der Körper kann nicht mehr genügend Energie aufbringen. Zugegeben, es sind einige Untersuchungen, die notwendig sind, um einen Anhaltspunkt über die Stoffwechsellage zu bekommen, aber sie sind wichtig. Bei Fibromyalgie sind die Ursachen und der Verlauf der Erkrankung von Frau zu Frau anders. Es gibt leider kein festes Schema, auf das wir zurückgreifen können.

Zum Schluss wird in Katharinas Speichel der Cortisolspiegel gemessen. Dazu muss sie zu unterschiedlichen Uhrzeiten Speichelproben entnehmen, da das Cortisol einem bestimmten zeitlichen Rhythmus unterliegt. Im Regelfall sollten wir am Morgen hohe Spiegel haben, um wach zu werden und aufzustehen, zum Abend hin sollte das Cortisol dann sinken, damit wir zur Ruhe kommen können. Bis alle Ergebnisse vorliegen, dauert es meist ein bis zwei Wochen. Auch in dieser Zeit lässt sich schon etwas für die Gesundheit tun. Deshalb wird Katharina als Sofortmaßnahme empfohlen, auf sämtliche Milchprodukte wie Joghurt, Quark und Käse zu verzichten, dazu gehören auch Ziegen- und Schafsmilchprodukte. Außerdem soll sie kohlenhydrathaltige Lebensmittel wie Brot, Nudeln und Reis meiden. Ihr Speiseplan sollte hauptsächlich aus Gemüse und etwas Obst und glutenfreien Getreiden wie

Amaranth, Quinoa oder Buchweizen bestehen. Auch Hülsenfrüchte sind erlaubt, Fleisch und Fisch hingegen sollten nur selten verzehrt werden. Diese Umstellung fällt anfangs schwer. Allerdings ist es häufig so, dass die Patientinnen wirklich schnell – innerhalb von nur fünf bis sechs Tagen! – von der Ernährungsumstellung profitieren, und dann fällt es auch leichter, danach zu leben.

Typisch für den Symptomkomplex der Fibromyalgie sind Mangelsituationen in den unterschiedlichen Stoffwechselsystemen: Zu niedrige Spiegel der Geschlechtshormone oder auch ein Ungleichgewicht sowie Defizite bei den Mikronährstoffen, die für viele wichtige Körperfunktionen zuständig sind. Nur wenn sich die Lücken in Katharinas Stoffwechsel aufdecken lassen, kann ihr auch geholfen werden. Altersbedingt sind Katharinas Hormonspiegel stark abgesunken und durch die lange Krankheit sind ihre Reserven einmal mehr erschöpft. Dadurch ist es notwendig, dass Katharina Hormone ersetzt, die ihre Hormonspiegel wieder regulieren, damit der Körper die Kraft zur Regeneration bekommt und die Beschwerden sich verringern.

Die Abbauprodukte der Östrogene, die untersucht wurden, sind in einem ungünstigen Verhältnis vorhanden. Katharina produziert große Mengen jener Stoffe, die das Brustkrebsrisiko steigen lassen, und zu wenig derjenigen, die davor schützen. Hier gibt es die Möglichkeit, mit einem Nahrungsergänzungsmittel gegenzusteuern. Die Wirkstoffe mit den Namen Indol-3-Carbinol (I3C) oder auch Diindolylmethan, die als Kapsel eingenommen werden können, werden aus Kohlsorten gewonnen und unterstützen den Körper auf natürliche Weise beim Abbau der schädlichen Stoffwechselprodukte.

Das Stuhlergebnis spiegelt die verheerende Stoffwechsellage von Katharina ebenso wider wie ihr Hormonstatus. Ihr Darm ist entzündet und kann dadurch seine wesentlichen Funktionen nicht mehr gut erfüllen. Von den guten Darmbakterien sind deutlich zu wenige vorhanden, während die für den Körper problematischen Bakterien den Darm überwuchert haben. So geht dem Darm die Fähigkeit verloren, wichtige Nährstoffe aus der Nahrung aufzunehmen und Stoffe wie Serotonin zu produzieren. Da der Darm beinahe das größte Organ unseres Körpers ist, führt eine ständige Entzündung zu einer steten Aktivierung des Immunsystems. Steht dieses dauerhaft unter „Alarm", wird es geschwächt und es kommt zu weiteren kleinen Entzündungen. Aber auch hier können natürliche Stoffe helfen: Um die Darmflora wieder herzustellen, gibt es unterschiedliche Präparate; über diese kann Katharina sich die „guten“ Bakterien wieder zuführen.

Ganz besonders wichtig ist, dass Katharina dauerhaft die oben angeführten Lebensmittel meidet, damit der Darm sich erholen kann. Dazu gehören natürlich auch die Lebensmittel, auf die der Allergietest positiv reagiert hat. Viele Menschen vertragen keine Milch, obwohl sie keine Laktoseintoleranz haben, denn auch das in der Milch enthaltene Milcheiweiß kann Probleme verursachen; laktosefreie Milchprodukte können hier also nicht helfen. Zudem sollte Katharina Getreide meiden, denn in vielen Getreiden befindet sich mit Gluten ein spezielles Eiweiß, das von Katharina ebenfalls nicht gut vertragen wird. Die Urinuntersuchung hat gezeigt, dass auch deutlich zu wenig Serotonin vorhanden ist. Auch hier gibt es ein natürliches Präparat, das Katharina so lange einnehmen kann, bis ihr Darm die Arbeit wieder alleine übernimmt. Das 5-Hydroxytryptophan (5-HTP) ist eine Vorstufe und wird für die Herstellung von Serotonin benötigt. In Katharinas Urin lässt sich zu viel Stickstoff nachweisen, das bedeutet, dass die Mitochondrien stark beeinträchtigt sein können. Hier hilft Alpha-Liponsäure, eine schwefelhaltige Säure, die in unserem Körper vorkommt und in Kombination mit Vitamin B_{12} (Methylcobalamin) eingenommen werden sollte. Es sollte auch unbedingt Methylcobalamin sein, denn nicht alle Vitamin-B-Präparate sind für chronisch Kranke geeignet.

Dass auch der Cortisolspiegel nicht im Normbereich ist, überrascht Katharina kaum. Am Morgen kann sie nur schlecht aufstehen und am Abend kommt sie häufig nicht zur Ruhe, und genau das zeigt auch das Testergebnis. Der morgendliche Cortisolspiegel zu niedrig, obgleich er hoch sein sollte, denn erst sein Anstieg lässt uns wach werden. Katharinas ohnehin niedriger Cortisolspiegel baut sich über den Tag jedoch nicht ausreichend weiter ab, damit sie am Abend müde wird und schlafen kann. Hier erhält Katharina bioidentisches Hydrocortison. Das Hydrocortison (Cortisol) ist zur Energiegewinnung notwendig, hilft aber auch, das Immunsystem wieder zu drosseln, wenn es, wie in Katharinas Fall, zu stark aktiviert wurde. In einer individuell angepassten Dosierung und über einen kurzen Zeitraum reguliert es das System nebenwirkungsfrei. (Kortison ist die inaktive, d. h. nicht aktive Form von Hydrocortison. Hydrocortison wird auch als Cortisol bezeichnet. Das z. B. bei Rheuma verabreichte „Kortison“ ist ein Medikament, in der Regel Prednisolon, mit diversen Nebenwirkungen.) Katharina benötigt außerdem eine Reihe anderer Nahrungsergänzungsmittel, da ihre Speicher im Körper durch den entzündeten Darm erschöpft sind. Weil Nahrungsergänzungsmittel in entsprechenden Dosierungen extrem in den Stoffwechsel eingreifen können, sollten sie nur von Experten verabreicht werden. Sie sollten individuell angepasst und keinesfalls in Eigenregie eingenommen werden.

Katharina lebt nun schon eine lange Zeit mit diesen Stoffwechseldefiziten. Ihr Körper hat versucht, sich umzustellen, was ihm nicht sonderlich gut gelungen ist. Nun muss er sich erneut umstellen. Einige Systeme werden schneller reagieren, allen voran das Hormonsystem. Es wird relativ zügig, oft schon nach einigen Tagen, auf die von außen zugeführten Hormone reagieren und diese nutzen. Das hat auch Katharina gespürt. Sobald sie aber die Hormone wieder absetzt, geht die Wirkung verloren, da Katharinas Körper altersbedingt nicht wieder anfangen wird, sie selbst zu produzieren.

Anders sieht es beim Darm und den Nahrungsergänzungsmitteln aus. Hier muss Katharinas Körper lernen, den Stoffwechsel wieder selbst optimal zu regulieren. Sechs Monate sollte sie zunächst die Nahrungsergänzungsmittel einsetzen, danach kann auf einige Präparate verzichtet werden. Oft lässt sich bei derart umfassenden Symptomen, wie sie bei Fibromyalgie zu finden sind, nicht auf alle Nahrungsergänzungsmittel verzichten, auch weil mit zunehmendem Alter die Systeme einfach weniger gut arbeiten.

Katharina ist eine Patientin, bei der die Therapie sehr gute Wirkung zeigte. Das ist nicht immer so, aber es hat fast immer etwas mit Konsequenz zu tun, vor allem bei der Umstellung der Ernährung. Das ist für die meisten Patientinnen und Patienten der härteste Brocken. Denken Sie nur einmal daran, wie sehr Sie an Ihren geliebten Gewohnheiten hängen, gerade wenn es ums Essen geht. Katharina hat zudem eine Sensibilität für jene Nahrungsmittel entwickelt, die ihr besonders gut bekommen. Am wohlsten fühlt sie sich, wenn sie leicht gedünstetes Gemüse in Olivenöl isst.

Teil IV

Hormonelle Beschwerden erkennen und vorbeugen

26. Selbsttest Hormonstörungen – eine kurze Checkliste

Wenn Sie selbst einschätzen möchten, ob Ihre gesundheitlichen Probleme hormonell bedingt sind, empfehlen wir Ihnen einen Blick auf die folgenden Checklisten. Sie können einen Hinweis darauf geben, ob eine bioidentische Hormonersatztherapie hilfreich sein kann.

Frauen und Hormone

Beobachten Sie, ob Sie regelmäßig an Beschwerden leiden. Notieren Sie in Ihrem Kalender, wann diese Probleme auftreten und ob sie mit Ihrem Zyklus in Verbindung stehen könnten. Wenn Sie mindestens drei Punkte mit „Ja“ beantworten können, ist ein hormoneller Zusammenhang wahrscheinlich.

- ❑ Die Beschwerden treten überwiegend in der zweiten Zyklushälfte auf.
- ❑ Die Beschwerden treten überwiegend in der ersten Zyklushälfte auf.
- ❑ In der Schwangerschaft ging es mir deutlich besser.
- ❑ Nach der Schwangerschaft ging es mir deutlich schlechter.
- ❑ Nach der Schwangerschaft ging es mit deutlich besser.
- ❑ Meine Beschwerden begannen erst nach der Schwangerschaft.
- ❑ Ich habe Zyklusstörungen und einen verkürzten / verlängerten / unregelmäßigen Zyklus oder Schmierblutungen.
- ❑ Ich verhüte aktuell hormonell mit der Pille oder dem Hormonring.
- ❑ Ich habe in der Vergangenheit hormonell verhütet.
- ❑ Meine Beschwerden begannen während der Einnahme eines hormonell wirksamen Verhütungsmittels.
- ❑ Meine Beschwerden begannen in der Pubertät.
- ❑ Meine Beschwerden begannen mit Beginn des 40. Lebensjahres.
- ❑ Ich habe eine Schilddrüsenstörung.

Männer und Hormone

Bei Männern ist es deutlich schwieriger, den hormonellen Zusammenhang herzustellen als bei Frauen. Das liegt auch daran, dass es bei Männern keine Zyklusschwankungen gibt, die Hinweise darauf geben können, welche Hormone betroffen sind. Dennoch gibt es auch bei Männern bestimmte Hinweise auf einen hormonellen Zusammenhang. Wir empfehlen, die Beschwerden für mindestens zwei Monate in einem Kalender zu dokumentieren.

- ❑ Egal wie viel Sport ich treibe, ich nehme nicht ab.
- ❑ Egal wie viel Sport ich treibe, ich baue keine Muskeln auf.
- ❑ Mein Bauchfett wird mehr, obwohl ich nicht anders esse.
- ❑ Ich habe das Gefühl, meine Muskeln werden weniger, obwohl ich genauso trainiere wie vorher.
- ❑ Ich entwickle einen Brustansatz.
- ❑ Morgens komme ich nicht aus dem Bett und abends kann ich nicht einschlafen.
- ❑ Ich habe das Gefühl, ständig unter Strom zu stehen.
- ❑ Ich habe eine gutartige Prostatavergrößerung.
- ❑ Mir gehen die Haare am Körper aus.
- ❑ Ich bin unter 40 und verliere Haare auf dem Kopf.
- ❑ Ich bin weniger durchsetzungsfähig.
- ❑ Ich bin ängstlicher geworden.
- ❑ Ich habe weniger sexuelles Interesse.
- ❑ Ich habe seltenere morgendliche Erektionen.
- ❑ Ich habe seltenere nächtliche Erektionen.

Auch für die Männer gilt: Sollten Sie mehr als drei Fragen mit „Ja“ beantworten, könnte ein hormoneller Zusammenhang bestehen. Bewegung und Ernährung hat bei Männern einen besonders großen Einfluss auf das Hormonsystem. Wenn Sie sich gesund und ausgewogen ernähren und täglich etwa 5 km sportlich unterwegs sind, unterstützen Sie Ihr Hormonsystem.

27. Sind die Hormone schuld? Typische Beschwerden im Überblick

Die aufgelisteten Beschwerden können viele unterschiedliche Ursachen haben. Bei einigen steht die hormonelle Ursache deutlich im Vordergrund, bei anderen wird Sie der hormonelle Zusammenhang vermutlich überraschen. Der Schwerpunkt dieser Auflistung liegt auf den hormonellen Störungen, was jedoch nicht bedeutet, dass auch andere Ursachen eine Rolle spielen können oder den Hauptgrund einer Erkrankung darstellen.

Psychische Symptome

Angststörungen, Panikattacken:
- Schilddrüsenstörungen, Progesteronmangel, Pilleneinnahme, Ungleichgewicht im Cortisolhaushalt

Verminderte Belastbarkeit, erhöhtes Stressempfinden, Reizbarkeit:
- Androgenmangel, Ungleichgewicht im Cortisolhaushalt, Schilddrüsenstörungen, Schlafmangel, Progesteronmangel

Unerklärliche Traurigkeit (evtl. zyklusabhängig):
- Progesteronmangel, Ungleichgewicht zwischen Progesteron und Östrogen, Pregnenolonmangel, DHEA-Mangel

Depressive Verstimmung:
- Progesteronmangel, Schilddrüsenfunktionsstörungen, Störungen im Serotoninhaushalt oder anderer Neurotransmitter, Darmerkrankung

Schwere Depression (Major Depression):
- Ungleichgewicht im Cortisolhaushalt, Ernährungsfehler, hormonelle Störung

Chronischer Stress:
- Ungleichgewicht im Cortisolhaushalt, Androgenmangel

Schlafstörungen, stressbedingt:
- Progesteronmangel, Östradiolmangel, Ungleichgewicht im Cortisolhaushalt

Einschlafstörungen:
- Schilddrüsenunterfunktion, Progesteronmangel, Ernährungsfehler, übermäßiger Sport am Abend, Melatoninmangel

Durchschlafstörungen:
- Störungen im Cortisolhaushalt, Schilddrüsenstörungen, Östrogenmangel, Ernährungsfehler, Melatoninmangel

Chronische Müdigkeit:
- Androgenmangel, Schilddrüsenstörungen, Mineralstoffmangel, Cortisolmangel

Libidoverlust bei Frauen:
- Testosteronmangel, Östrogenmangel, DHEA-Mangel

Libidoverlust bei Männern:
- Östrogenmangel, Androgenmangel

Burn-out:
- Gestörter Cortisolstoffwechsel, DHEA-Mangel, Schilddrüsenstörung, Störungen der Neurotransmitter

Erhöhte Stresssensibilität:
- Cortisolmangel, DHEA-Mangel, Testosteron-Mangel

Posttraumatische Belastungsstörung:
- Cortisolmangel

Wochenbettdepression:
- Progesteronmangel, Ungleichgewicht zwischen Progesteron und Östrogen

Körperliche Symptome

Haut und Haare

Haarausfall bei Frauen:
- Östrogenmangel, Androgenmangel, Eisenmangel, Folsäuremangel, Vitamin-B-Mangel, Biotinmangel, Zinkmangel, Kupfermangel

Haarausfall bei Männern:
- Androgenmangel, evtl. verstärkte 5-Alpha-Reduktase und daher verstärkte Umwandlung von Testosteron in Dihydrotestosteron, erhöhte Empfindlichkeit der Haarwurzeln auf Dihydrotestosteron, Schilddrüsenstörungen

Akne, unreine Haut:
- Dihydrotestosteronüberschuss, vermehrte Aktivität der 5-Alpha-Reduktase und daher verstärkte lokale Umwandlung von Testosteron in Dihydrotestosteron, vermehrter Konsum von Milch- und Sojaprodukten

Trockene Haut und Schleimhäute:
- Wechseljahre, Östrogenmangel, Schilddrüsenfunktionsstörung

Trockenes, sprödes Haar:
- Progesteronmangel, Östrogenmangel, Schilddrüsenstörung

Haarwuchs im Gesicht bei Frauen:
- Androgenüberschuss, lokale Umwandlungsstörung von Testosteron

Graue Schambehaarung:
- DHEA-Mangel

Augenbrauenränder fallen aus:
- Schilddrüsenunterfunktion

Cellulite, Bindegewebsschwäche:
- Progesteronmangel, Androgenmangel

Menstruationsstörungen

Starke Blutung:
- Progesteronmangel, Östrogenmangel, Schilddrüsenunterfunktion

Unregelmäßige Blutung:
- Progesteronmangel, Östrogenmangel, Schilddrüsenunterfunktion

Verkürzter Zyklus:
- Progesteronmangel, Östrogenmangel, Schilddrüsenunterfunktion

Starke Schmerzen:
- Progesteronmangel, Schilddrüsenunterfunktion

Zwischenblutungen:
- Schilddrüsenunterfunktion, Östrogenmangel, Progesteronmangel

Prämenstruelles Syndrom:
- Progesteronmangel, Omega-3-Fettsäuren-Mangel, Kalziummangel, Vitamin-B6-Mangel, Pille

Beschwerden und Erkrankungen der Harn- und Geschlechtsorgane bei Frauen

Blasenschwäche, Inkontinenz:
- Östrogenmangel und / oder DHEA-Mangel sowie Progesteronmangel

Häufige Blasenentzündungen:
- Pille, Östrogenmangel

Endometriose:
- Eventuell Progesteronmangel, Störung des Östrogenabbaus

Eierstockzysten:
- Progesteronmangel, Störung des Östrogenabbaus, Ungleichgewicht der beiden Hormone zueinander

Unerfüllter Kinderwunsch:
- Progesteronmangel, Schilddrüsenfunktionsstörung

Scheidentrockenheit:
- Östrogenmangel

Beschwerden und Erkrankungen der weiblichen Brust

Zysten in der Brust:
- Progesteronmangel und / oder Östrogenmangel, Störung des Östrogenabbaus, Jodmangel

Schmerzen in der Brust:
- Hormonelles Ungleichgewicht, Jodmangel, Störung des Östrogenabbaus

Anschwellen des Brustgewebes in den Wechseljahren:
- Progesteronmangel, hormonelles Ungleichgewicht, Störung im Östrogenabbau

Brust schwillt vor der Menstruation an:
- In der Regel normal, bei starkem Anschwellen und Schmerzen evtl. Progesteronmangel oder Störung des Östrogenabbaus, Jodmangel

Andere hormonell bedingte Frauenleiden

Hitzewallungen:
- Wechseljahre, Ungleichgewicht der Hormone Progesteron und Östrogen, Östrogenmangel, später Androgenmangel

Verdauungsstörungen:
- Pille, Hormonring, Ungleichgewicht der Hormone Progesteron und Östrogen, Nahrungsmittelunverträglichkeiten, Störung des Östrogenabbaus

Myome:
- Evtl. Progesteronmangel, Störung des Östrogenabbaus

Schmerzen beim Geschlechtsverkehr:
- Östrogenmangel, DHEA-Mangel, Testosteronmangel

Beschwerden und Erkrankungen der Harn- und Geschlechtsorgane bei Männern

Erektionsstörungen:
- Testosteronmangel, Östrogenmangel, Durchblutungsstörungen

Gutartige Vergrößerung der Prostata:
- Vermehrte Umwandlung von Testosteron in Dihydrotestosteron, vermehrte Aktivität der 5-Alpha-Reduktase, Ungleichgewicht der Abbauprodukte der Östrogene

Probleme beim Urinieren, häufiger Harndrang:
- Prostatavergrößerung, Zinkmangel

Impotenz:
- Schilddrüsenfunktionsstörungen, Testosteronmangel, chronischer Stress

Andere hormonell bedingte Männerleiden

Schnarchen:
- DHEA-Mangel und Progesteronmangel

Brustansatz bildet sich:
- Störung des Östrogen- und Testosteronabbaus

Mangelnde Spermienqualität:
- Evtl. LH- und FSH-Mangel aufgrund von chronischem Stress, Vitalstoffmangel

Veränderung des Körperbaus

Übergewicht bei Frauen:
- Pille, Schilddrüsenstörungen, gestörter Cortisolstoffwechsel, DHEA-Mangel, Störung des Östrogenabbaus

Bauchfett:
- gestörter Cortisolstoffwechsel, Stress, Testosteronmangel, Insulinresistenz, DHEA-Mangel

Verlust von Muskelmasse:
- Androgenmangel, gestörter Cortisolstoffwechsel

Störungen der Muskeln, Knochen und Gelenke

Gelenkschmerzen:
- Östrogenmangel, Progesteronmangel, Schilddrüsenüberfunktion

Fibromyalgie:
- Störung im Neurotransmitterhaushalt, Mineralstoff- und Vitaminmangel, hormonelles Ungleichgewicht, Störung des Darms

Rheuma:
- Ungleichgewicht zwischen Progesteron und Östrogen, chronische Darmentzündung

Arthrose:
- Progesteronmangel, Östrogenmangel

Karpaltunnelsyndrom:
- Progesteronmangel, DHEA-Mangel, hormonelles Ungleichgewicht, Schilddrüsenfunktionsstörung

Verlust der Muskelkraft:
- Testosteronmangel, Schilddrüsenfunktionsstörung, DHEA-Mangel, Cortisolmangel

Herz-Kreislauf-Störungen mit z.B. Herzklopfen, Herz-Rhythmus-Störungen:
- Testosteronmangel, Östrogenmangel, Mineralstoffmangel, Schilddrüsenfunktionsstörungen

Druck in der Brust:
- Progesteronmangel, DHEA-Mangel, Ungleichgewicht der Hormone, Cortisolüberschuss, Stress, Depression

Bluthochdruck, Blutdruckschwankungen:
- Störung der Östrogene und des Progesterons, DHEA-Mangel, Cortisolmangel, Schilddrüsenfunktionsstörung

Alterungserscheinungen

Osteoporose:
- Progesteronmangel, Östrogenmangel, Ungleichgewicht der beiden Hormone

Demenz:
- Östrogenmangel, Progesteronmangel, Testosteronmangel, Pregnenolonmangel, Mangel an Omega-3-Fettsäuren, Lecithinmangel, Vitaminmangel, Serotoninmangel, erhöhte FSH-Werte

Störung des Immunsystems

Allergien:
- Vitamin-C-Mangel, Progesteron- oder Östrogenmangel, DHEA-Mangel

Chronische Entzündungsprozesse:
- gestörter Cortisolstoffwechsel, Mineralstoffmangel, hormonelles Ungleichgewicht

Häufige Infekte:
- Gestörte Darmflora, Nahrungsmittelunverträglichkeiten, Progesteronmangel, evtl. Östrogenmangel

Zentrales Nervensystem

Konzentrationsstörungen:
- Östrogenmangel, Testosteronmangel, DHEA-Mangel, evtl. Progesteronmangel, Schilddrüsenunterfunktion, Nährstoffmangel

Migräne:
- Progesteronmangel, Östrogenungleichgewicht, DHEA-Mangel

Störungen der Schilddrüse

Schilddrüsenfunktionsstörungen:
- Jodmangel, Progesteronmangel, Pille, Magnesiummangel, Selenmangel

Hashimoto-Thyreoiditis:
- Östrogendominanz, Hormon-Spirale oder Pille, Selenmangel, Progesteronmangel

Weitere Störungen

Muskelkrämpfe:
- Mineralstoffmangel, Progesteronmangel

Blutzuckerschwankungen:
- Niedriger Cortisolspiegel, Östrogendominanz, Progesteronmangel

Kalte Hände und Füße:
- Schilddrüsenunterfunktion, Störung des Östrogenabbaus

Schmerzen:
- Progesteronmangel, Cortisolmangel, Androgenmangel

Ödeme, Wassereinlagerungen:
- Progesteronmangel, Störung des Östrogenabbaus

Zahnfleischprobleme:
- Bormangel, Progesteronmangel, Schilddrüsenunterfunktion, Vitamin-K-Mangel, Vitamin-D-Mangel

Auswirkungen von Androgenmangel (DHEA, Testosteron oder Androstendion)

Psychisch
- Libidoverlust
- Gedächtnisstörungen
- Depressive Verstimmungen
- Stressintoleranz

- Müdigkeit und chronische Müdigkeit
- Verlust von Antrieb und Motivation
- Verminderte Leistungsfähigkeit
- Verlust an Lebensenergie, Vitalität

Körperlich

- Verhältnis von Muskeln zu Fett negativ verschoben
- Fettzunahme am Bauch
- Brustentwicklung beim Mann
- Brustvergrößerung bei der Frau
- Cellulite
- Trockene, fettarme Haut
- Haarausfall
- Nachlassende Körperbehaarung
- Atrophie der Haut, Muskeln und Organe
- Anämie

Auswirkungen von Östrogenmangel bei Männern

Akut

- Schlafstörungen
- Nächtliches Schwitzen
- Depressive Verstimmungen

Chronisch

- Gedächtnisstörungen
- Herzinfarkt
- Metabolisches Syndrom
- Arteriosklerose
- Erektionsstörungen bis zum Verlust der Erektion
- Arthrose

Auswirkungen von Östrogenmangel bei Frauen

Akut

- Unruhe
- Gereiztheit
- Schlafstörungen

- Hitzewallungen
- Schweißausbrüche
- Depressive Verstimmungen
- Gelenkschmerzen
- Verlängerte Menstruationsblutung
- Inkontinenz
- Scheidentrockenheit
- Bluthochdruck

Chronisch

- Diffuser Haarausfall
- Rückbildung der Haut und Schleimhäute
- Osteoporose
- Arthrose
- Arteriosklerose
- Gedächtnisstörungen

Auswirkungen von Progesteronmangel bei Frauen und Männern

Psychisch

- Unruhe
- Angst, Panikattacken
- Depressive Verstimmungen
- Migräne
- Angststörungen
- Schlafstörungen, stressbedingt

Körperlich

- Blutungsstörungen bei Frauen
- Brustschmerzen bei Frauen
- Ödeme, Wasseransammlungen im Gewebe bei Frauen
- Unregelmäßige, verkürzte Zyklen bei Frauen
- Herz-Rhythmus-Störungen

28. Hormone selbst ins Lot bringen – das können Sie tun

Wenn sich Ihre Beschwerden in Grenzen halten, müssen Sie nicht unbedingt auf bioidentische Hormone zurückzugreifen. Sie können selbst etwas tun, um Ihre körpereigene Hormonproduktion und damit Ihre Gesundheit zu unterstützen. Einige Hormone können Sie sogar gezielt durch die Lebensweise beeinflussen.

Wachstumshormon (HGH, Human Growth Hormone): Das Wachstumshormon dient der Regeneration von Gewebe in unserem Körper. Es schützt uns auch vor einer vorzeitigen Alterung und sorgt dafür, dass wir lange gesund bleiben. Es wird überwiegend in der Nacht gebildet, und zwar vor allem dann, wenn Ihr Magen leer ist. Wenn Sie es schaffen, dreimal wöchentlich etwa vier bis fünf Stunden vor dem Schlafengehen nichts mehr zu essen, schütten Sie große Mengen davon aus. Das ist zugegebenermaßen schon eine Leistung. Aber auch wenn Sie weniger essen, vor allem wenig Kohlenhydrate am Abend, unterstützen Sie die Bildung des Wachstumshormons.

Melatonin: Das Schlafhormon hat viele wichtige Wirkungen, die weit über einen gesunden Schlaf hinausgehen. Melatonin wirkt antidepressiv, angstlösend und auch beruhigend. Es ist wichtig für unsere psychische Stabilität. Melatonin schützt aber auch die Nerven in unserem Gehirn vor Erkrankungen und es beugt sogar Krebs vor. In Studien hat sich gezeigt, dass Menschen, die im Schichtdienst arbeiten, einem höheren Krebsrisiko ausgesetzt sind, was auch mit der dadurch gestörten Melatoninproduktion zusammenhängt. Damit ausreichend Melatonin produziert wird, sollten Sie ein möglichst dunkles Schlafzimmer haben und vor Mitternacht schlafen gehen.

Endorphine: Diese Hormongruppe macht uns glücklich und wirkt schmerzstillend. Endorphine sorgen dafür, dass wir uns wohlfühlen. Täglich eine halbe Stunde Ausdauersport wie moderates Joggen oder Walken stabilisiert und gleicht den Endorphinhaushalt aus.

Serotonin: Serotonin ist ein sehr wichtiges Hormon, das viele Systeme in unserem Körper beeinflusst. Hierzu gehören das Herz-Kreislauf-System, der Magen-Darm-Trakt, das Auge, aber auch das zentrale Nervensystem. Serotonin hat verschiedene Wirkungen und auch einen wichtigen Einfluss auf unsere Stimmung. Mithilfe von Serotonin bleiben Muskeln und Blutgefäße flexibel, können sich zusammenziehen und ausdehnen. Im zentralen Nervensystem wirkt sich Serotonin auf unser Temperaturempfinden, unseren Schlaf, unser Hungergefühl und auf unser Schmerzempfinden aus. Zudem hat es eine wichtige antidepressive Funktion. Das macht sich auch die Pharmaindustrie zunutze und produziert sogenannte SSRI (Selektive Serotonin-Wiederaufnahmehemmer). Diese Medikamente sollen dafür sorgen, dass im Gehirn mehr Serotonin länger zur Verfügung steht und so Depressionen gelindert oder geheilt werden. Ihren Serotoninhaushalt können Sie mithilfe Ihrer Ernährung beeinflussen. Nutzen Sie hierzu Lebensmittel, die viel Serotonin enthalten oder hilfreich zum Aufbau von Serotonin sind, etwa Bananen, Cashewkerne aber auch andere Nüsse, Samen, Quinoa, Amaranth, Hafer und Hirse. Meiden sollten Sie hingegen den übermäßigen Verzehr von Fleisch sowie Milchprodukte, denn sie sind echte Serotoninräuber.

Was nun?

Wir hoffen, dass wir deutlich machen konnten, wie wichtig ein gutes Zusammenspiel von Hormonen für unsere Gesundheit ist. Haben Sie Anhaltspunkte für Ihre eigenen Beschwerden gefunden? Dann sollten Sie sich mit diesen Informationen auf den Weg machen. Sie können Ihnen helfen, wieder gesund zu werden und sich vor weiteren Erkrankungen zu schützen. Auch dafür ist ein intaktes Hormonsystem enorm wichtig! Wenn Sie Beschwerden haben, wie sie in unseren Fallgeschichten vorkommen, dann sollten Sie sich in ärztliche Behandlung begeben.

Es wird vielleicht nicht ganz einfach sein, eine passende Arztpraxis zu finden. Auf die Behandlung mit bioidentischen Hormonen haben sich noch nicht sehr viele Ärztinnen und Ärzte spezialisiert, aber es werden ständig mehr. Unsere Erfahrungen haben gezeigt, dass es frustrierend sein kann, das Thema in der hausärztlichen, endokrinologischen oder gynäkologischen Praxis anzusprechen, wenn man dort nicht darauf spezialisiert ist. Sie werden vermutlich die Unterschiede zwischen hormonähnlichen Medikamenten und bioidentischen Hormonen nicht kennen, denn das wird im Studium nicht vermittelt. Es ist besser, gleich eine Ärztin oder einen Arzt aufzusuchen, der sich mit der bioidentischen Hormonersatztherapie auskennt.

Denken Sie vor allem daran, dass es bei der Behandlung mit bioidentischen Hormonen keine Leitlinie gibt. Was heißt das? Es gibt kein festgelegtes Behandlungskonzept, wie das zum Beispiel bei einer Mandelentzündung der Fall ist. Es hängt also davon ab, welche Behandlungsrichtung bevorzugt wird. Manche Ärzte, die bioidentische Hormone einsetzen, messen grundsätzlich keinen Hormonspiegel. Einige Ärzte bevorzugen den Speicheltest zur Hormonmessung, andere den Bluttest. Die einen therapieren ausschließlich mit Hormoncreme, wieder andere nur mit der Anwendung von Hormonen als Lozenges. Es gibt also nicht „die" bioidentische Hormonersatztherapie, sondern es gibt viele verschiedene Therapieformen mit bioidentischen Hormonen, die auch vom Behandler abhängig sind. Das soll Sie nicht verwirren, denn mit unserem Buch haben wir versucht, Ihnen das notwendige Hintergrundwissen und vor allem die Vor- und Nachteile bestimmter Anwendungsarten von bioidentischen Hormonen an die Hand zu geben.

Auf der Homepage des Verlags finden Sie unter *www.vakverlag.de* in der Rubrik Download eine aktuelle Liste mit Ärzten, die mit bioidentischen Hormonen therapieren. Sie können, falls Sie nicht fündig werden, auch gezielt im Internet nach einer passenden Arztpraxis suchen. Weil bioidentische Hormone viele Namen haben, sollten Sie mit verschiedenen Suchbegriffen arbeiten. Geben Sie z. B. „bioidentisch", „humanidentisch" oder auch „körperidentisch" in das Suchfeld ein. Sind Sie fündig geworden, vergewissern Sie sich am besten auf der Homepage, ob Sie wirklich richtig sind. Es kann sein, dass gerade in Ihrer Region nur wenige Ärztinnen und Ärzte mit bioidentischen Hormonen therapieren. Vielleicht müssen Sie deshalb einen längeren Anfahrtsweg in Kauf nehmen, zumindest jetzt noch. Das kann sich schon bald ändern, denn die Liste der Behandler, die sich auf diese Therapie spezialisieren, wird immer länger.

Das Interesse an einer Behandlung mit bioidentischen Hormonen wächst, weil immer mehr Studien und Anwendungsbeobachtungen zeigen, wie wirkungsvoll eine Therapie sein kann, die an der Ursache ansetzt. Wenn Sie krank sind, fehlt Ihnen kein Schmerzmittel oder ein Entzündungshemmer, sondern Sie sind besser beraten, wenn Sie sich um die mögliche Ursache kümmern. Kopfschmerzen sind schließlich auch keine „Aspirinmangel-Krankheit". Vielleicht sind „nur" Ihre Hormone an den Beschwerden schuld. Wir brauchen deshalb nicht immer neue Medikamente, die lediglich die Ursache einer Erkrankung unterdrücken. Was oft fehlt, ist die Zeit für ein ausführliches Gespräch im Praxisalltag, um gesundheitliche Beschwerden gründlich zu diagnostizieren, damit die Ursache behandelt werden kann.

Immer mehr Bücher wie dieses erobern den Markt und auch die Fachliteratur zum Thema wächst stetig an. Eine Behandlung mit bioidentischen Hormonen ist längst nichts Exotisches mehr, fertige bioidentische Hormonpräparate finden sich in fast jeder Apotheke. Mit unserem Buch haben wir versucht zu erklären, wie Hormone wirken und wie sie bei hormonellen Beschwerden eingesetzt werden können. Nehmen Sie nun Ihre Gesundheit selbst in die Hand, das ist gerade bei hormonellen Problemen besonders wichtig, damit Ihre Beschwerden nicht unnötig mit Medikamenten wie Schmerzmittel oder gar Antidepressiva überdeckt werden, ohne die Ursache auf schonendere Weise zu behandeln. Wir wissen von vielen Patientinnen und Patienten, wie leidvoll die Pilgerreise durch Arztpraxen ist, die oft nur mit einem Medikament endet, das nicht wirklich hilft. Gerade Menschen mit hormonellen Störungen haben oft einen sehr langen Leidensweg hinter sich. Finden Sie sich nicht mit Ihrem Zustand ab und geben Sie nicht auf. Es ist Ihre Gesundheit. Wir wünschen Ihnen viel Erfolg!

Anhang

29. Bioidentische Hormone: Fertigpräparate

Dies ist eine Auswahl gängiger bioidentischer Hormonfertigpräparate, die rezeptpflichtig in Apotheken erhältlich sind:

Bioidentisches Progesteron

Utrogest® von Dr. Kade, Weichkapseln (oral anzuwenden)
Progestan® von Dr. Kade/Besins Pharma GmbH, Weichkapseln (oral anzuwenden)
Utrogestan® von Import Kohlpharma, Weichkapseln (oral anzuwenden)
Progestogel® von Dr. Kade/Besins Pharma GmbH, Gel (über die Haut anzuwenden)
Crinone® von Kohlpharma GmbH, Vaginalgel
Famenita® von Import Velvian Germany GmbH, Weichkapseln (oral anzuwenden)

Bioidentisches Östrogen

Gynokadin® (Östradiol) von Dr. Kade/Besins Pharma GmbH, transdermale Anwendung
Estreva® (Östradiol) von Mylan Healthcare GmbH, transdermale Anwendung
Estradiol fem® von Jenapharm GmbH & Co. KG (oral anzuwenden)

Bioidentisches Testosteron

Testogel® von Dr. Kade/Besins Pharma GmbH, transdermale Anwendung

30. Hormonähnliche Medikamente und Wirkstoffe

Östrogenähnliche Wirkstoffe, die in Hormonpräparaten enthalten sein können

Equine Östrogene aus Stutenurin
Ethinylestradiol
Mestranol
11-beta-Methyl-ethinylestradiol
11-beta-Methoxy-ethinylestradiol
6-Dihydroestron
17-Desoxyestradiol
2-Hydroxyestradiol
8-alpha-Estradiol
2-Methylestradiol
4-Methylestradiol

Progesteronähnliche Medikamente / Gestagene

Cyproteronacetat
Chlormadinoacetat
Dienogest
Desogestrel
Gestoden
Drospirenon
Levonorgestrel
Lynestrenol
Norethisteron
Norgestimat

Testosteronähnliche Wirkstoffe, die in Hormonpräparaten enthalten sein können

Testosteronundecanoat
Testosteronenantat

Literatur

Teil I

Studien

Aggarwal S, Thareja S, Verma A et al.: An overview on 5alpha-reductase inhibitors, *Steroids* 2012; 75: 109–153

Anderson GL, Cheblowski RT, Aragaki AK et al.: Conjugated equine estrogen and breast cancer incidence and mortylity in postmenopausal women with hysterectomy: extendes follow-up of the Wocmen's Health Initiative randomised placebocontrolled trial, *Lancet Oncol* 2012: 13:476–486

Beral V.: Million Women Study Collaborators. Breastcancer and hormone-replacement therapy in the Million Women Study, *Lancet* 2003; 362:4179–427

Beral V, Bull D, Reeves G; Million Women Study Colaborators. Endometrail cancer and hormone-replacement therapy in the Million Women Study, *Lancet* 2005; 356: 1543–1551

Bakken K, Alsaker E, Eggen AE, Lund E.: Hormone replacement therapy an incidence of hormone-dependent cancers in the Norwegian Women and Cancer study Int J Cancer 2004; 112:130 – 134

Bakken K, Fournier A., Lund E et al. Menopausal hormone therapy and breast cancer risk: impact of differentiation into Cancer and Nutrition. *Int J Cancer* 2011: 128: 144 – 156

Barrat J, de Lignie'res B, Marpeau L et al. The in vivo effect of the local administration of progesterone on the mitotic activity of human ductal breast tissue. Results of a pilot study. *J Gynecol Obstet Biol Reprod* (Paris) 1990: 19: 269–274

Cabeza M, Bratoeff E, Heuze I et al. New progesterone derivatives as inhibitors of 5alphareductase enzyme and prostata cancer cell growth. J Enzyme Inhib *Med Chem* 2006; 21: 371–378

Charalampopoulos I, Remboutsika E, Margioris AN, Gravnis A. Neurosteroids as modulatores of neurogenesis and neuronal survival. *Trends Endocrinol Metab* 2008; 19: 300–307

Csizmadi I et al. 2004

De Nicola AF, Gonzalez Deniselle MC, Garay L et al. Progesterone protective effects in neurodegeneration and neuroinflammation. *J Neuroendocrinol* 2013; 25: 1095–1103

Holtorf K. The bioidentical hormone debate: are bioidentical hormones (estradiol, estriol, and progesterone) safer or more efficacious than commonly used synthetic versions in hormone replacement therapy?

Maclaran K, Panay N. The safty of postmenopausal testosterone therapy. *Womens Health* (Lond Engl.) 2012; 8: 263–275

Schneider u Lakisch 2001

Bücher

Gottfried, Dr. med. Sara: *Die Hormonkur*, VAK Verlag, Kirchzarten bei Freiburg 2014

Huber, Prof. Dr. med. Johannes, Hormontherapie – *Wie Hormone unsere Gesundheit schützen*, Heinrich Hugendubel Verlag, Kreuzlingen/München, 2007

Huber, Prof. Dr. med. Johannes u. Gregor, Elisa: *Die Kraft der Hormone,* Knaur Ratgeber Verlage 2005

Huber, Prof. Dr. med. Johannes: *Die individuelle Hormonersatztherapie*, Uni Med Verlag Bremen/ London/Boston, 2002

Hertoghe, Dr. med. Thierry: *The Hormone Solution, Stay Younger Longer With Natural Hormone and Nutrition Therapies,* Harmony Verlag 2002

Hertoghe, Dr. med. Thierry: The Hormone Handbook – *The keys to safe hormone therapies: How to do it and how to solve therapy problems,* SA international Medical Books/Archimedial, Luxemburg 2010

Lee, Dr. med. John R.: *Natürliches Progesteron. Ein bemerkenswertes Hormon,* AKSE Verlag Oberhachingen München, 4. Auflage 2007

Scheuernstuhl, Dr. med. Annelie und Anne Hild: *Natürliche Hormontherapie,* Aurum in Kamphausen Verlag, Distribution GmbH Bielefeld, 5. Auflage 2011

Wright, Dr. med. Jonathan, Lenard, Dr. med. Lane: *Bioidentische Hormone – Alles, was Sie wissen müssen,* VAK Verlag, Kirchzarten bei Freiburg 2010

Welsch, Prof. Dr. med. Dr. rer. Nat. Ulrich, Deller, Prof. Dr. med. Thomas, *Lehrbuch der Histologie,* Elsevier GmbH, München, 3. Auflage 2010

Teil II

Studien

Allen NE, Tsilidis KK, KEY Tj et al. Menopausal hormone therapy and risk of endometrial carcinoma among postmenopausal woman in the European Prosective Investigation Into Cancer and Nutrition. *AM J Epidemiol* 2010;172: 1394–1403

Andre'en L, Sundström-Poromaa I, Bixo M et al. Allopregnanolone concentrationan mood. a bimodal association in postmneopausal women treated with oral progesterone. *Psychopharmacology* (Berl) 2006; 187:209–221

Archer DF. Postmenopausal skin and estrogen. *Gynecol Endocrinol* 2012; 28 (Suppl 2): 2–6

Bhasin S, Cunningham GR, Hayes Fj et al. Testosterone therapy in men with androgen deficiency syndromes an Endocrine Society clinical practice guideline. *J Clin Endo Metab* 2010; 95: 2536–2559

Baron YM et al. 1999

Beckermann MJ. Postmenopausale Therapie mit und ohne Hormone. Was in der Praxis heute zählt. *Dtsch Arztebl* 2012; 109: 1356–1359

Birkhäuser M, Hadji P, Imthurn B et al. (Züricher Gesprächskreis). 10 Jahre Women's Health Initiative (WHI) – was haben wir gelernt? *Frauenarzt* 2013;54:346–357

Bühling KJ. Sichtweise von Frauenärzten und Patientinnen zur HRT. *Frauenarzt* 2012; 54:472–475

Chueh KS, Huang SP, Lee YC et al. The Comparison of the Aging Male Symptoms (AMS) Scale and Androgen Deficiency in the Aging Male (ADAM) *Questionnaire to Androl* 2012; 33: 817–823

Fenely MR, Carruthhers M. Is Testosterone Treatment Good for the Prostate? Study of safty during Long-Term Treatment. *J Sex Med* 2012; 9: 2138–2149

Giannoulis MG, Martin FC, Nair KS et al. Hormone replacement therapy and physical function in healthy older men. Time total hormones? *Endocr Rev* 2012; 33: 314–377

Grodstein F et al. 1997, 2006

LeBlanc et al. 2001

Mueck AO (federführend), Deutsche Menopause Gesellschaft e.V. Patientenempfehlungen: *Anwendungsempfehlung für die Frau in der Beratung zur Hormonsubstitution im Klimakterium und in der Postmenopause*, November 2012

Ortmann O (federführend). Hormontherapie in der Peri und Postmenopause. Kurzversion der interdisziplinären S3-Leitlinie, *Frauenarzt* 2009; 50: 840–851

PEPI-Trial. Effects of hormone therapy on bone mineral density: rusluts from the postmenopausal estrogen/progestin interventions (PEPI) trial. Writing group for the PEPI. *JAMA* 1996; 276: 1389–1396

Prentice RL, Manson JE, Langer RD et al. Benefits and risks of postmenopausal hormone therapy when it is initiated soon after menopause. *Am J Epidemiol* 2009;170: 12–23

Salpeter SR, Cheng J, Thabane L et al. Bayesian meta analysis of hormone therapy and mortality in younger postmenopausal women. *Am J med* 2009; 122 1016–1022

Schierbeck LL, Rejnmark L, Tofteng CL et al. Effect of hormone replacement therapy on cardiovascular events in recently postmenopausal women: randomised trial. *BMJ* 2012; 345: e6409

Zandi et al. 2002

Bücher

Braendle, Prof. Dr. med. Wilhelm: *Das Klimakterium – Endokrinologie, Pharmakologie der Hormone und Hormonsubstitution*, 2005 Wissenschaftliche Verlagsgesellschaft mbH Stuttgart

Gasser, Univ.-Prof. Dr. Robert: *Angewandte Anti-Aging-Medizin*, Verlagshaus der Ärzte GmbH, Wien 2004

Rosenshein, Beth: *Wechseljahre, nein danke*, VAK Verlag, Kirchzarten bei Freiburg, 4. Auflage 2015

Römmler A.: *Die Wahrheit über Hormone*, 4. erweitere Auflage. München: Südwest Verlag, 2013

Teil III

Studien

Allen NE, Tsilidis KK, KEY Tj et al. Menopausal hormone therapy and risk of endometrial carcinoma among postmenopausal woman in the European Prospective Investigation Into Cancer and Nutrition. *AM J Epidemiol* 2010;172: 1394-1403

Andre'en L, Nyberg S, Turkmen S et al. Sex steroid induced negative modd may be explained by the pradoxical effect mediated by GABAA modulators. *Psychoneuroendocrinology* 2009: 34: 291-1701-1712

Andre'en L, Sundström-Poromaa I, Bixo M et al. Allopregnanolone concentrationan mood. a bimodal association in postmneopausal women treated with oral progesterone. *Psychopharmacology* (Berl) 2006; 187:209-221

Archer DF. Postmenopausal skin and estrogen. *Gynecol Endocrinol* 2012; 28 (Suppl 2):2–6

Baron YM et al. 1999

Biagini G, Panuccio G, Avoli M. Neurosteroids and Epilepsy. *Curr Opin Neurol* 2012; 23: 170–176

Finn Da, Beadles-Bohling AS, Beckly Eh et al. A new look at the 5 alpha-reductase inhibitor finasteride. *CNS Drug Rev* 2006; 12:53–76

Goldspink G. Age related loss of muscle mass and strength. *J Aging Res* 2012: 2012: 158279

Hadji P. Osteoporose-Versorgung in Deutschland. Zu viele Frauen ohne ausreichenden Frakturschutz. *Frauenarzt* 2013; 54: 236–239

Hermans EJ, Putmann P, Baas JM et al. Exogenous testosterone attenuates the integrated central stress response in healthy young women. *Psychoneuroendocrinology* 2007; 32: 1052–1061

Kreatsoulas C, Anand SS Menopausal hormone therapy for the primary prevention of chronic conditions. U.S. Preventive Services Task Force Recommendation Statement. Pol Arch *Med Wewn* 2013; 123:112–117

Lauritzen C. Die präventive Estrogen-Gestagen-Langzeitsubstitution. *Frauenarzt* 2001; 42/11:1230–1267

Nelson HD, Walker M, Zakher B, Mitchel J. Menopausal hormone therapy for the primary prevention of chronic conditions: a systematic review to update the U.S. Preventive Services Task Force Recommendation Statement. *Ann Intern Med* 2012; 157: 104-113

O' Sullivan et al. 1998

Rolker, Katja. *Über die Anwendung von Diagnoseleitlinien zum prämenstruellen Syndrom unter Ärzten*. Diss. 2010

Römmler A. Endokrinologische Prävention und Therapie d. Osteoporose im Alter. *Zs f Orthomol Med* 2006; 1: 22–26

Ström O, Borgström F, Kanis JA et al.: Osteoporosis: burden, health care provision and opportunities in the EU. *Arch Osteoporos* 2011:6:59–155

Bücher

Bond, Dr. med. Shirley A. u. Rushton, Anna: *Natürliches Progesteron: Der alternative Weg bei PMS und Hormonproblemen*, München: Goldmann

Römmler A.: *Die Wahrheit über Hormone*, München: Südwest, 2013

St. Amand, Dr. med. Paul u. Craig Marek, Claudia: *Fibromyalgie – Die revolutionäre Behandlungsmethode durch die man vollständig von Beschwerden frei werden kann*, BoD Norderstedt Selbsthilfe

Grundlegende Literatur zum Buch

Esch, Prof. Dr. med. Tobias, *Die Neurobiologie des Glücks – Wie die positive Psychologie die Medizin verändert*, Georg Thieme Verlag KG, Stuttgart, 2014

Huber, Prof. Dr. med. Johannes, *Frauenspezifische Medizin*, Wilhelm Maudrich Verlag, Wien/München/Berlin, 2005

Huber, Prof. Dr. med. Johannes, Alfred Worm, *Man(n) wird jünger und attraktiver – „Die Checkliste für den Mann"*, Maudrich Verlag, Wien/München/Berlin 1999

Huber, Prof. Dr. med. Johannes u. Gregor, Elisa *Die Männer-Macher „Die Sensationelle Wirkung der Hormone auf die Vitalität, Potenz und gutes Aussehen"*, Midena Verlag, München 2001

Huber, Prof. Dr. med. Johannes u. Richter, Anja Francesca: *Wie Frauen heute leben und lieben*, Seifert Verlag GmbH, 2014

Huber, Prof. Dr. med. Johannes Huber, *Die Gesundheit der Frau – Warum Frauen länger leben*, Carl Ueberreuter Verlag, Wien 2008

Platt, Dr. med. Michael: *Die Hormonrevolution*, VAK Verlag, Kirchzarten bei Freiburg, 2014

Römmler, Dr. med. Alexander: *Hormone – Leitfaden für die Anti-Aging-Sprechstunde*, Georg Thieme Verlag, Stuttgart 2014

Römmler, Dr. med. Alexander, Prof. Dr. med. Wolf, Alfred: *Anti-Aging-Sprechstunde – Leitfaden für Anfänger*

Stanton, Dr. med. Alicia u. Tweed, Vera: *Hormone Harmony – How To Balance*, healthy life library, Los Angeles, CA

Das Autorenteam

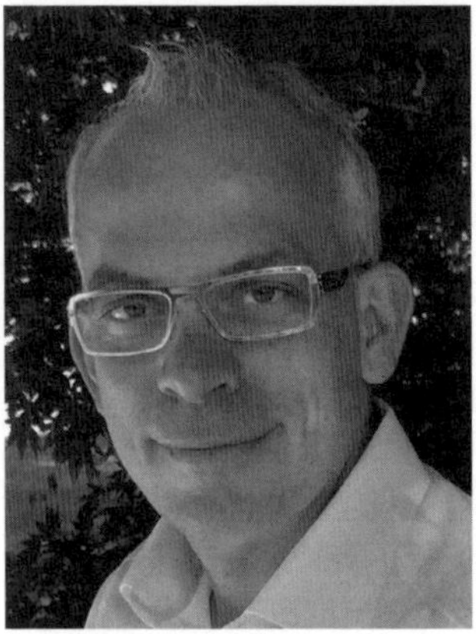

Jens Keisinger ist Arzt. Nach seinem Medizinstudium in Aachen und Münster war er zunächst in den Bereichen Innere Medizin, Chirurgie sowie in der Psychiatrie tätig. Anschließend hat er sich dem Studium ganzheitlicher Therapiekonzepte gewidmet. Nach einem vierjährigen Studium der Homöopathie und einer Ausbildung in biologischer Krebstherapie hat er sich auf bioidentische Hormone spezialisiert. Als Referent ist er für diesen Bereich international tätig. Sein Therapieansatz ist aufgrund seiner reichhaltigen positiven Erfahrungen mit bioidentischer Medizin auf die Ursache einer Erkrankung ausgerichtet. Seit 1999 ist er in eigener Privatpraxis in Gütersloh tätig
Internet: *www.jenskeisinger.de*

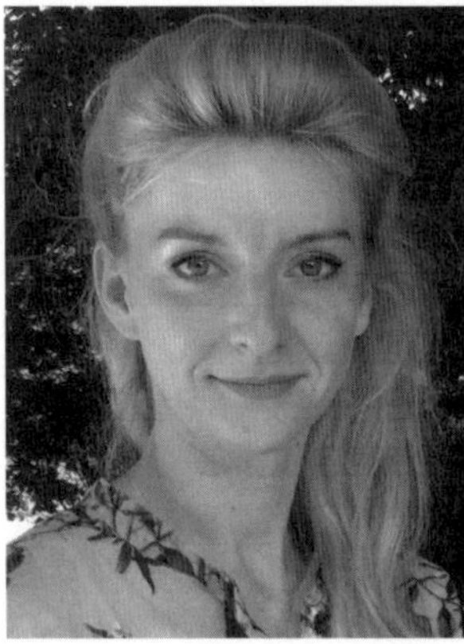

Nadja Keisinger ist Heilpraktikerin mit dem Schwerpunkt Psychotherapie. Sie verfügt zudem über eine gestalttherapeutische Ausbildung und ist als Dozentin an den deutschen Paracelsus-Heilpraktiker-Schulen tätig. Die Wirkung von Hormonen auf unser Empfinden ist der Schwerpunkt ihrer Arbeit. Häufig lässt sich eine Verbindung von psychischen Störungen und hormonellen Dysbalancen feststellen. Diese vergleichsweise junge Disziplin wird als „Psychoneuroendokrinologie" bezeichnet; ein Feld, welches gerade bei hormonellen Erkrankungen und ihren Auswirkungen auf die Psyche sehr bedeutsam ist. Sie ist seit 2010 zusammen mit ihrem Mann in eigener Praxis in Gütersloh tätig.
Internet: *www.nadjakeisinger.de*

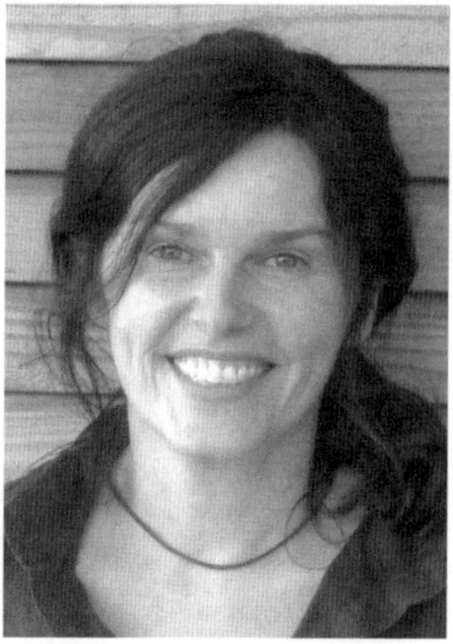

Dr. Petra Mayr ist Philosophin und Wissenschaftsjournalistin. Sie hat Philosophie, Publizistik und Kommunikationswissenschaft sowie Politikwissenschaft in Münster studiert. Anschließend war sie zehn Jahre als Fernsehjournalistin tätig (WDR, ZDF, NDR). Ihre Leidenschaft ist es, komplexe medizinische Themen einem breiten Publikum zugänglich zu machen. Ihre Texte wurden u. a. bei *GEO, Bild der Wissenschaft, FAZ* und der *Süddeutschen Zeitung* publiziert. Sie ist Chefredakteurin der wissenschaftlichen Zeitschrift *TIERethik* (www.TIERethik.net) und Teil des Redaktionsteams der englischsprachigen biomedizinischen Fachzeitschrift *ALTEX – Alternatives to Animal Experimentation* (www.altex.ch).
Internet: *www.petramayr.net*

Auf der Internetseite *www.vakverlag.de* finden Sie unter der Rubrik *Download* ein PDF-Dokument, das eine nach Postleitzahlen sortierte Liste enthält. Die dort genannten Ärzte haben ebenfalls Erfahrung mit dem Einsatz bioidentischer Hormone und können Ihnen gegebenenfalls weiterhelfen. Auch die Adressen von Apotheken, die individuell verschriebene Hormonrezepturen herstellen, sind dort aufgeführt. Die Liste wird ständig aktualisiert. Weitere Informationen über Hormone finden Sie auch in unserem Themenportal:

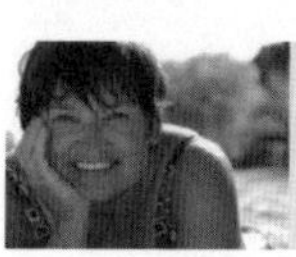

Bioidentische Hormone – das Portal

Informationen und Beiträge rund um bioidentische Hormone:
www.bioidentische-hormone.net